# Schmerzmanagement bei Klein- und Heimtieren

Julia Henke · Wolf Erhardt

Enke Verlag · Stuttgart

Die Deutsche Bibliothek CIP-Einheitsaufnahme

Ein Titeldatensatz für diese Publikation ist bei
Der Deutschen Bibliothek erhältlich

**Anschrift der Autoren:**

Dr. med. vet. Julia Henke
FTA Anästhesiologie
FTA Versuchstierkunde

Professor Dr. med. vet.
Dr. med. habil. Wolf Erhardt
FTA Anästhesiologie
FTA Chirurgie
FTA Kleintierkrankheiten

Institut für Experimentelle Onkologie
und Therapieforschung
Arbeitsgruppe Experimentelle Chirurgie
der Technischen Universität
Ismaninger Straße 22, 81675 München

**Wichtiger Hinweis:** Wie jede Wissenschaft ist die Veterinärmedizin ständigen Entwicklungen unterworfen. Forschung und klinische Erfahrung erweitern unsere Erkenntnisse, insbesondere was Behandlung und medikamentöse Therapie anbelangt. Soweit in diesem Werk eine Dosierung oder eine Applikation erwähnt wird, darf der Leser zwar darauf vertrauen, dass Autoren, Herausgeber und Verlag große Sorgfalt darauf verwandt haben, dass diese Angabe dem Wissensstand bei Fertigstellung des Werkes entspricht. Für Angaben über Dosierungsanweisungen und Applikationsformen kann vom Verlag jedoch keine Gewähr übernommen werden. Jeder Benutzer ist angehalten, durch sorgfältige Prüfung der Beipackzettel der verwendeten Präparate und gegebenenfalls nach Konsultation eines Spezialisten festzustellen, ob die dort gegebene Empfehlung für Dosierungen oder die Beachtung von Kontraindikationen gegenüber der Angabe in diesem Buch abweicht. Eine solche Prüfung ist besonders wichtig bei selten verwendeten Präparaten oder solchen, die neu auf den Markt gebracht worden sind. Vor der Anwendung bei Tieren, die der Lebensmittelgewinnung dienen, ist auf die in den einzelnen deutschsprachigen Ländern unterschiedlichen Zulassungs- und Anwendungsbeschränkungen zu achten. Jede Dosierung oder Applikation erfolgt auf eigene Gefahr des Benutzers. Autoren und Verlag appellieren an jeden Benutzer, ihm etwa auffallende Ungenauigkeiten dem Verlag mitzuteilen.

**ISBN 3-7773-1799-3**

© Enke Verlag, Stuttgart 2001

Das Werk, einschließlich aller seiner Teile, ist urheberrechtlich geschützt. Jede Verwertung außerhalb der engen Grenzen des Urheberrechtsgesetzes ist ohne Zustimmung des Verlages unzulässig und strafbar. Das gilt insbesondere für Vervielfältigungen, Übersetzungen, Mikroverfilmungen und die Einspeicherung und Verarbeitung in elektronischen Systemen.

Printed in Germany 2003
Titelfoto: Privat
Satz: Photocomposition Jung, F-67420 Plaine
Schrift: 3.15/4.3 mm Gulliver, TypoScript
Druck: Rondo Druck GmbH, Ebersbach

# Vorwort

> Schmerz beim Tier ist nicht zu vermeiden,
> Schmerz beim Tier ist schwer zu erkennen,
> Schmerz beim Tier in adäquater Weise zu behandeln, ist schwierig, aber möglich.

Die analgetische Versorgung der Patienten in der tierärztlichen Praxis lag bislang häufig im Argen. Warum dies so war, liegt wohl daran, dass die effektive Schmerzforschung und damit die Entwicklung potenter, lang wirkender und vor allem gut verträglicher Analgetika – auch in der Humanmedizin – eine verhältnismäßig junge Wissenschaft darstellt.

Erst mit einigermaßen bekömmlichen und damit auch tierschonenden Analgetika kann man dem Tierarzt *und* dem Tierbesitzer eine gezielte Schmerzbekämpfung anbieten und nach ausreichender Aufklärung über die Materie „Schmerz" und seine Vermeidung letztendlich auch verlangen.

Dass in der europäischen Tiermedizin tatsächlich das Tor zur Schmerzbekämpfung erst in den letzten Jahren langsam aufgegangen ist, wird dadurch belegt, dass die ersten speziellen Schriften zur Analgesie beim Tier parallel mit dem vorliegenden Buch in England und in den Niederlanden entstanden sind.

Unser Anliegen ist es, in der tierärztlichen Praxis das Schmerzproblem auf breiterer Ebene zu diskutieren. Angelehnt an die Fachliteratur und auf der Basis eigener Erfahrungen und Erkenntnisse wird versucht, Vorschläge zur Linderung von Leiden und Schmerzen beim Tier praxisgerecht zu vermitteln.

Es sei darauf hingewiesen, dass alle genannten Zulassungsbedingungen dem Stand von Januar 2001 entsprechen. Jede nachfolgende Gesetzesänderung kann selbstverständlich nicht berücksichtigt werden, muss jedoch vom anwendenden Tierarzt in verantwortungsvoller Art und Weise beachtet werden.

Obwohl dieses Buch für Klein- und Heimtiere konzipiert ist, werden in einer Anhangstabelle bei Analgetika, die auch für Großtiere zugelassen sind, die Dosierungen für diese Spezies aufgeführt.

Wir danken den Verfassern der Fachliteratur für die wertvollen Informationen und hoffen, dass die Zitate in ihrem Sinne von uns interpretiert wurden.

Die kritische Durchsicht des Manuskripts und die konstruktiven Verbesserungsvorschläge von Frau Dr. Dagmar Pilling waren für die Erstellung dieses Buches äußerst hilfreich.

Frau Dr. Ulrike Arnold vom Enke Verlag in Stuttgart gebührt außerordentliche Anerkennung für die Anregung zu diesem Buch und die geduldige sachliche und fachliche Beratung.

München, im Februar 2001         Julia Henke und Wolf Erhardt

*„Dying is nothing, but pain is a very serious matter."*
Henry Jakob Bigelow (1871)

# Inhalt

| | | |
|---|---|---|
| **1** | **Das Problem Schmerz** | 1 |
| 1.1 | Wer empfindet Schmerz? | 2 |
| 1.2 | Wo ist Schmerz am schmerzhaftesten? | 4 |
| **2** | **Warum sollen Schmerzen gelindert werden?** | 7 |
| 2.1 | Ethische Aspekte | 7 |
| 2.2 | Pathophysiologische Auswirkungen des Schmerzes | 7 |
| **3** | **Wie entsteht Schmerz?** | 11 |
| 3.1 | Definitionen | 11 |
| 3.2 | Neurophysiologische Grundlagen | 12 |
| 3.3 | Neuronale Verarbeitung von Schmerzimpulsen | 15 |
| 3.4 | Klassifikation der Nervenfasern und Schmerztypen | 16 |
| 3.5 | Physiologischer und pathologischer Schmerz | 17 |
| 3.6 | Die Nozizeption | 19 |
| **4** | **Wie erkennt man Schmerz beim Tier?** | 22 |
| **5** | **Welche Analgetika stehen zur Verfügung?** | 32 |
| 5.1 | Opiatanalgetika | 33 |
| 5.1.1 | Opiat-Agonisten | 39 |
| 5.1.2 | Opiat-Agonist-Antagonisten | 45 |
| 5.2 | Opiat-Antagonisten | 48 |
| 5.3 | Nicht-Opiat-Analgetika | 49 |
| 5.3.1 | Antipyretika | 50 |
| 5.3.2 | Nicht-steroidale-Antiphlogistika (NSAIDs) | 52 |
| 5.4 | Lokalanalgetika | 60 |
| **6** | **Nebenwirkungen und Überdosierung von Analgetika** | 67 |
| **7** | **Wie muss für Analgesie während der Anästhesie gesorgt werden?** | 77 |
| **8** | **Wie appliziert man Analgetika?** | 82 |
| 8.1 | Systemische Applikationsarten | 82 |
| 8.2 | Lokal- bzw. Regionalanalgesie | 84 |

## 9 Wie oft und wie lange sollen Analgetika postoperativ appliziert werden? .............. 98

## 10 Indikationen für eine Schmerzbehandlung ... 101
10.1 Perioperative und akut-traumatische Schmerztherapie ............................. 104
10.2 Therapie chronischer Schmerzen ................. 113
10.3 Praktische Therapiehinweise ...................... 115

## 11 Dosierungstabellen nach Tierarten ........... 117

Anhang: Verzeichnis der erwähnten Analgetika ........... 122

Literatur ............................................. 126

Sachregister ........................................ 131

# 1 Das Problem Schmerz

Dieses Buch soll die Schmerzproblematik beim Tier aus praktisch tierärztlicher Sicht darstellen und dem Tierarzt damit Möglichkeiten aufzeigen, Schmerzen beim Tier zu vermeiden, zu erkennen und schließlich auch wirkungsvoll zu bekämpfen. Es soll nicht neurophysiologische Grundlagen erarbeiten.

Die Definition für Schmerz lautet modifiziert nach der International Association for the Study of Pain (zitiert nach Mersky H. 1983):

> Schmerz ist eine unangenehme Empfindung und ein emotionales Erlebnis, das mit einem aktuellen oder potentiellen Gewebeschaden einhergeht.

Diese Definition zeigt, wie schwer beurteilbar das Schmerzereignis schon beim Menschen ist. Da einen wesentlichen Anteil des Schmerzempfindens der nur subjektiv erfassbare, sogenannte emotionale, affektive Part ausmacht, ist die Einstufung dieses Erlebnisses beim Tier noch viel schwieriger. Diese subjektive Komponente wird durch die persönlichkeitsabhängige Grundstimmung dargestellt. Zusammen mit dem neurophysiologisch erklärbaren Vorgang der Reizwahrnehmung bildet sie den Stressor, der durch körperliche und seelische Belastungen dann Stress beim Gesamtorganismus auslöst.

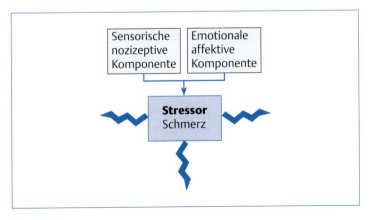

1.1 Polarität des Schmerzes als Stressor

Das Phänomen Schmerz muss immer in direktem Zusammenhang mit den Sensationen von Angst und von Stress gesehen werden:

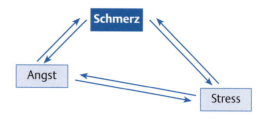

Dabei hängt eine Befindlichkeit direkt von den anderen ab. Für die Praxis bedeutet dies, dass ein Tier, dem unter Angst oder Stress ein schmerzhaftes Ereignis zustößt, viel eher und stärker Schmerz empfinden wird als eines, das keine Angst hat.

> ! In der Konsequenz ergibt sich, dass das Vermeiden von Angst und Stress die Schmerzschwelle anheben kann.

So schafft eine präoperative Konditionierung des Tieres durch freundlichen ruhigen Umgang Vertrauen und ist ein wichtiger Weg zur Reduktion von Angst und Stress, und damit auch von Schmerz. In der Routinepraxis sind Angst und Stress natürlich nicht immer zu vermeiden. Dies muss dann im speziellen Therapiekonzept, z.B. über die zusätzliche Verwendung von Sedativa unter strenger Indikationsstellung, berücksichtigt werden.

## 1.1 Wer empfindet Schmerz?

Es gilt mittlerweile als wissenschaftlich erwiesen, dass das Schmerzempfinden zumindest bei allen Säugetieren (und auch Vögeln) ähnlich ausgeprägt ist.

Dabei gibt es keinen Altersunterschied! Das althergebrachte Missverständnis, dass Neugeborene oder Jungtiere keine oder weniger Schmerzen empfinden würden, beruht auf der andersgearteten, weil eher ungerichteten Schmerzreaktion dieser Tiere. Ein Hundewelpe reagiert nicht mit einem gezielten Schnappen, sondern versucht, einem wiederholten Schmerzreiz auszuweichen.

Es ist bekannt, dass Menschenembryos bereits intrauterin, ab der 22. Schwangerschaftswoche über alle neuroanatomischen Strukturen zur Schmerzperzeption verfügen (Fitzgerald 1994) und es besteht kein anatomisch oder physiologisch nachweisbarer Grund, dass die Schmerzempfindung beim Tier geringer sein sollte, als die beim Menschen.

Inwieweit Nicht-Säuger, bzw. phylogenetisch als niedrig eingestufte Tiere über ähnliche Mechanismen verfügen, bleibt weiteren

Forschungen überlassen. So wurden z.B. bei Muscheln β-Endorphine nachgewiesen, deren Spiegel sich erhöhte, wenn Zitronensaft aufgeträufelt wurde (Anonym 1997). Das Vorhandensein solcher endogenen Opioide ist nur dann sinnvoll, wenn der Organismus auch etwas ähnliches wie Schmerz oder Stress empfinden kann.

Die Einschätzung durch die Öffentlichkeit, welchen Tierspezies wieviel Schmerzempfindungsvermögen zukommt, orientiert sich an einer rein sympathiegeprägten „ethischen Rangordnung".

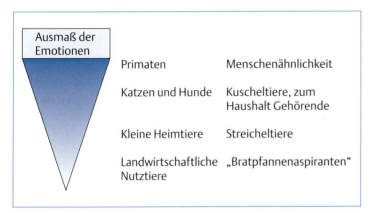

◐ 1.2 „Ethische" Rangordnung der Tiere

Das Ausmaß der menschlichen Emotionen ist Grundlage für den Grad der Schmerzempfindlichkeit, die wir bestimmten Tierspezies zugestehen.

In dieser Rangordnung stehen die Primaten aufgrund ihrer Menschenähnlichkeit an oberster Stelle. Unsere Haushaltsangehörigen und Kuscheltiere wie Hund und Katze kommen an nächster Stelle, gleich gefolgt von den kleinen Heimtieren (Kaninchen, Meerschweinchen und Hamster). An letzter Stelle stehen die landwirtschaftlichen Nutztiere, denen man als „Bratpfannenaspiranten" sogar im Tierschutzgesetz (TSchG vom 25.5. 1998, §5/3) bis zur 3. Lebenswoche ein mangelndes Schmerzempfinden zuschreibt, obwohl für diese Tiere, die sich sofort nach der Geburt gezielt und reaktionsschnell fortbewegen können müssen, ein funktionstüchtiges Schmerzempfinden und -reaktionssystem lebenserhaltend ist. Bei ihnen sind Kastration, Schwanzkupieren und Zähnekürzen im Wachzustand bis eben zu diesem Alter ohne jegliche anästhetische oder analgetische Maßnahmen ausdrücklich erlaubt.

## 1.2 Wo ist Schmerz am schmerzhaftesten?

Neurophysiologisch bewiesen ist, dass unterschiedliche Organe bzw. unterschiedliche Gewebe auch verschieden sensitiv auf Schmerzreize sind.
- So gelten Zähne (Pulpa!) und Kornea als höchst sensibel. Die Nervendichte in der Pulpa ist annähernd 20 bis 40 mal, die der Kornea ca. 300 bis 600 mal so hoch, wie die der Haut.
- Der Schmerz an der Haut wird über mechanische, thermische oder chemische Rezeptoren aufgenommen und kann sehr intensiv sein.
- Seröse Membranen gelten als sehr sensibel. Als typische Situation sieht man am Ende einer Bauchoperation, beim Zunähen des Peritoneums, oft Schmerzreaktionen.
- Die parenchymatösen Organe gelten prinzipiell als weniger sensibel verglichen mit Haut. Sie können allerdings starke Schmerzen verursachen, wenn es durch einen pathologischen Prozess zu einer Vergrößerung und damit zu einer erhöhten Dehnung ihrer hochschmerzhaften serösen Häute kommt.
- Die Hohlorgane werden eigentlich nur durch einen mechanischen Stimulus, oft in Verbindung mit einer Ischämie schmerzhaft (Darm-, Blasenkoliken). Diese Art von Schmerz ist oft nur schwer lokalisierbar.
- Das Nervengewebe selbst gilt als unterschiedlich sensibel. Eine Verletzung des peripheren Nervensystems ergibt einen eher scharfen, die des Rückenmarkes einen elektrisierenden Schmerz. Das Gehirn selbst gilt als schmerzfrei, während die Meningen besonders schmerzempfindlich sind.
- Verletzungen im Bereich von Thorax und vorderem Abdomen, die wegen der Atmung einer ständigen Bewegung ausgesetzt sind, verursachen starke Schmerzen, die durch Bewegungsvermeidung bis zur Atemdepression führen können.
- Auch der Perinealbereich gilt als hochgradig schmerzempfindlich.
- In der Muskulatur befinden sich v.a. Mechanorezeptoren. Sie sprechen v.a. auf Ischämie (Krämpfe!) an. Die Schmerzhaftigkeit dieses Gewebes ist nicht sehr hoch.
- Gelenke und Knochen gelten als relativ unsensibel. Die Schmerzhaftigkeit wird durch Entzündungen (Periostitis) oder andere pathologische Prozesse (z.B. Knochentumor) aktiviert. Dabei verursacht das Periost einen scharfen Schmerz. Schreiten die Prozesse jedoch bis zur Destruktion fort (z.B. bei Nekrosen), so wird das Gewebe unsensibel.

1.2 Wo ist Schmerz am schmerzhaftesten? 5

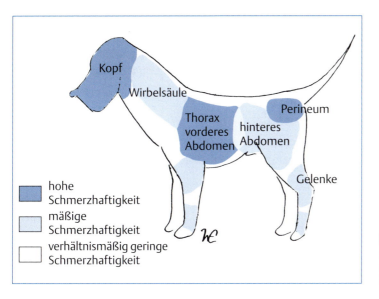

○ 1.3 Einschätzung der Schmerzempfindung in bestimmten OP-Regionen

Daraus ergibt sich, dass zwar einzelne Gewebe als besonders schmerzempfindlich gelten, diese Schmerzen aber auch regional ausstrahlen, sodass man eine sehr vereinfachte Darstellung der zu erwartenden Schmerzhaftigkeit verschiedener für den Praktiker relevanter Operationsgebiete angeben kann (Abb. 1.3).

Das Auftreten von Schmerzen, egal zu welchem Zeitpunkt und in welcher Situation, stellt immer einen Notfall dar, weil es das Leiden des Tieres erhöht und damit tierschutzrelevant ist und weil es das sympathische Nervensystem stimuliert und damit zu massiven Beeinflussungen von Kreislauf, Atmung, Gastrointestinaltrakt, Hormonhaushalt und Neurovegetativum führt (Kap. 2).

Da jedes Tier vor Schmerzen und Leiden bewahrt werden muss, aber jedes Tier – wie der Mensch – nach einem operativen Eingriff Schmerzen empfindet, bedeutet das, dass die postoperative (p.op.) analgetische Versorgung eine ethische und gesetzliche Verpflichtung, aber auch eine medizinische Notwendigkeit für den Tierarzt darstellt.

Allerdings ist das Ziel der Schmerzbekämpfung nicht notwendigerweise die Eliminierung aller Schmerzen, sondern die Reduzierung und Ausschaltung des pathologischen Schmerzes, der mit einer Verletzung oder einem Eingriff verbunden ist. Dabei ist die Schmerzkontrolle zumindest für ca. 12 bis 24 Stunden nach jeglicher Art von chirurgischem Eingriff extrem wichtig.

Auch nicht-pharmakologische Maßnahmen können hierbei erfolgreich zum Einsatz kommen. Jeder Patient muss sauber, trocken und warm gehalten werden. Die Umgebung sollte angenehm und ruhig sein. Auch Akupunktur, Akupressur und Massagen können über die Stimulierung der A-β-Nervenfasern die Schmerzschwelle erhöhen. In gleicher Weise wirkt ein Reiben der Ohren oder ein Streicheln (Kap. 4).

> ❗ Grundsätzlich ist zu sagen, dass Schmerzen, die beim Menschen behandelt werden, auch beim Tier zu lindern sind.

Alle Einwände kontra Analgesie sind zu widerlegen:

1.1 Antipathien, Vorurteile und Positiva zur Analgesie

| Kontra Analgesie | Pro Analgesie |
| --- | --- |
| • Verletzung der Tiere durch zu frühe p.op. Belastung | • Analgetika nehmen nur den dumpfen, quälenden Schmerz, die Tiere schonen trotzdem, chirurgische Versorgung muss zuverlässig sein, evtl. schützender Verband und Boxenruhe, bei extremer Unruhe zusätzliche Sedation möglich |
| • zu viele Nebenwirkungen | • Nebenwirkungen sind v.a. bei kurzfristiger p.op. Gabe bei den neueren Präparaten sehr gering |
| • zu teuer | • es gibt keinen Tierbesitzer, der seinem Tier die Schmerzen nicht ersparen will und das auch bezahlt, wenn man es ihm erklärt |
| • zusätzliche Applikationen sind „unpraktisch" | • es gibt sowohl bei den Opioiden, als auch bei den NSAIDs langwirksame Substanzen |

# 2 Warum sollen Schmerzen gelindert werden?

## 2.1 Ethische Aspekte

Dem ethisch denkenden Menschen ist es ein Anliegen, dem Mitgeschöpf Tier unnötiges Leid zu ersparen. Dieser Aspekt hat sich auch im Tierschutzgesetz (TSchG vom 25.5.1998, § 1) niedergeschlagen. Die „Richtlinie des Rates der Europäischen Gemeinschaft" vom 27.11.1986 (EU Richtlinie 1986) bezieht sich auf den Tierversuch und schreibt vor, „... sofern ein solches Vorgehen (Schmerzlinderung Red.) mit dem Ziel des Versuches vereinbar ist, muss ein betäubtes Tier, bei dem mit Abklingen der Betäubung erhebliche Schmerzen auftreten, rechtzeitig mit schmerzlindernden Mitteln behandelt werden oder, falls dies nicht möglich ist, unverzüglich schmerzlos getötet werden".

Was im Tierversuch recht ist, sollte für alle anderen Tiere, die unter menschlicher Obhut stehen, billig sein. Also auch das landwirtschaftliche Nutztier, das Zoo- und das Gatterwild, genauso wie privat gehaltene Tiere sollten im Bedarfsfalle in den Genuss des ethischen Mandats bzw. der gesetzlichen Vorschriften nach adäquater Schmerzlinderung kommen.

## 2.2 Pathophysiologische Auswirkungen des Schmerzes

Gesetzliche Vorschriften allein können oft so gravierende Maßnahmen wie die Schmerzbekämpfung nicht durchsetzen. Zusätzlich zu den ethischen Aspekten gibt es eine Menge pathophysiologischer Gründe, die Linderung anhaltender Schmerzen mandatorisch zu verlangen.

Durch schmerzhafte Zustände kommt es zu einer Stimulierung des sympathischen Nervensystems, was zur Ausschüttung von Katecholaminen führt. Die Katecholamine bewirken eine Erhöhung der Herzkontraktilität, einen Anstieg der Herzfrequenz bis hin zur Tachykardie und eine Konstriktion der peripheren Gefäße. Diese Phänomene haben einen Anstieg des arteriellen Blutdrucks zur Folge und stellen bei kurzfristigem Auftreten tat-

*Herz-Kreislaufsystem*

sächlich eine eventuell lebensrettende Schutzmaßnahme für den Körper dar.

Die Aktivierung der Herztätigkeit erhöht natürlich den myokardialen Sauerstoffverbrauch. Die Zentralisierung des Kreislaufes führt zu einer verstärkten Durchblutung der parenchymatösen Organe und auch dort zur erhöhten Sauerstoffaufnahme und -verbrauch.

Im Gegensatz dazu wird die Peripherie des Körpers durch die Vasokonstriktion schlechter mit Sauerstoff versorgt, was dort azidotische Zustände hervorrufen kann. Dadurch kann es bei längerandauernden unbehandelten Schmerzzuständen zu manifesten Schockzuständen mit den bekannten Erscheinungen des Entspannungskollapses (Bradykardie, Hypotonie), der disseminierten intravasalen Gerinnung (DIC), sowie der Erhöhung der Gefäßpermeabilität und im schlimmsten Fall zum neurogenen Schock kommen.

Atmung

Unter starken Schmerzen – vor allem im Bereich von Thorax und vorderem Abdomen – kommt es, um schmerzhafte Atembewegungsabläufe so weit als möglich zu vermeiden, zu einer Reduktion der Atemtätigkeit, die sich in einer effektiven Hypoventilation darstellt. Dem erhöhten Sauerstoffbedarf aufgrund der adrenergen Stimulation des Herzkreislauf-Systems (Kap. 2) steht also ein vermindertes Sauerstoffangebot gegenüber. Dieses Missverhältnis führt innerhalb weniger Minuten zu einer allgemeinen Hypoxie und zu den Anfängen einer respiratorischen und metabolischen Azidose, die zunächst noch durch die Blut- und Gewebepuffersysteme ausgeglichen werden können. Wegen der immer geringer werdenden Atemzugvolumina entstehen Atelektasen in der Lunge, die zu Prädilektionsstellen für Pneumonien werden können.

Unter einer länger andauernden Hypoventilation kommt es zur Erschöpfung der Pufferkapazitäten mit fatalen Auswirkungen auf die Gesamtkörperfunktion.

Gastrointestinaltrakt

Ein wichtiges Symptom anhaltenden Schmerzes ist die Inappetenz. Das Verweigern der Futteraufnahme beruht auf dem Unwohlsein des Tieres unmittelbar durch den Schmerz und mittelbar durch die herabgesetzte Darmmotilität, die wohl auf der sympathischen Stimulation basiert. Die verlangsamte Magen-Darm-Motilität führt auch zu einer verzögerten Entleerung des

Magens, was grundsätzlich die Gefahr des Erbrechens und bei bewusstseinsgestörten Tieren (z.B. posttraumatisch; während Anästhesie-Einleitungs- und -Aufwachphase) die Gefahr der Aspiration mit sich bringen kann.

!  Tatsächlich ist postoperatives Erbrechen häufig ein Symptom für nicht adäquat behandelte Schmerzzustände und meist nicht, wie häufig angenommen, eine Narkosenachwirkung.

Die schmerzbedingten Störungen des Gastrointestinaltraktes äußern sich oft auch in ständigem Speicheln und bisweilen auch im Auftreten von Durchfall mit veränderter Kotfarbe, evtl. mit Blut vermischt, was ein Hinweis auf einen sich anbahnenden oder bereits manifesten Schockzustand sein kann.

Wie bereits dargestellt, kommt es unter Schmerzen ganz akut zur Ausschüttung von Katecholaminen, die zunächst ja für den Körper eine wichtige Schutzfunktion darstellen. Die permanente Kreislaufstimulation nach initialer Katecholaminausschüttung kann aber auch zum Kreislaufkollaps führen.

*Hormonhaushalt*

Sinnvollerweise ist der Körper befähigt, auf einen Schmerzstimulus hin, ein körpereigenes Analgetikum, das β-Endorphin auszuschütten, das einen bedeutenden schmerzlindernden Effekt ausübt. Ein hoher β-Endorphin-Spiegel gilt als aussagekräftiger Schmerz- bzw. Stressparameter.

Durch anhaltenden Schmerz steigt auch der Gehalt an Antidiuretischem Hormon (ADH; Vasopressin) an, der zu einer verstärkten Rückresorption von Wasser in den Nieren führt und eine Verschiebung des Flüssigkeitsgleichgewichtes im Körper bedingt (Veränderungen der Diurese).

Schmerz fördert die Freisetzung von Cortisol aus der Nebennierenrinde. Gründe dafür sind zum einen die sympathische Stimulation und zum anderen die Entwicklung einer Hypoxämie.

Schmerz oder inadäquate Analgesie rufen eine Stressreaktion mit Anstieg des Cortisol- und des Katecholamin-Spiegels hervor. Diese führen gemeinsam mit dem stimulierten autonomen Nervensystem zu einer generellen Immunsuppression, unter der es zur Hemmung der T-Lymphozyten-Mitose und -Motilität, der Leukozyten-Mitose und Lymphokin-Produktion sowie der Phagozytose kommt. Daraus resultiert eine Verminderung von Interleukinfreisetzung, Zellimmunität, Tumorimmunität, Wirtsabwehrlage und

*Immunstatus*

Antikörperbildung. Die Folge dieser Schädigungen sind verschlechterte Wundheilung, erhöhte Infektionsneigung und gegebenenfalls gesteigertes Tumorwachstum und Metastasierungstendenz, also eine Zunahme von Morbidität und Mortalität (Maier 1997, Freye 1999). Durch die Gabe von Analgetika kann tatsächlich die Reduktion der schmerzbedingten Ausschüttung des Entzündungsmarkers TNF-$\alpha$ und der oben erwähnten Immunsuppressionsanzeichen dargestellt werden (Piersma et al. 1999).

**Nervensystem und Muskulatur**

All die vorgenannten physischen Auswirkungen des Schmerzes sind letztendlich auf die mittelbare oder unmittelbare nervale Reaktion zurückzuführen, beginnend mit dem Schmerzreiz am Nozizeptor über die afferente und efferente Reizleitung bis hin zu den Effektorzellen der exkretorischen und inkretorischen Drüsen, der Muskeln und der Sinnesorgane. Anhaltender Schmerz verursacht Verhaltensänderungen wie Aufregung, Depression, Kontaktvermeidung („Sich verstecken", v.a. Katze) und Aggressivität (v.a. Nager, Katze) und kann zur Selbstverstümmelung an schmerzenden Körperstellen führen, die beispielsweise eine vorausgegangene Wundversorgung zunichte machen kann. Daneben ereignen sich durch permanente Reizung der Synapsen an der Muskulatur Zuckungen, Tremor, Hyperästhesien und Krämpfe.

> [!] Kontinuierlich anhaltende Schmerzen können, selbst unter Ausschaltung des Bewusstseins (z.B. in Barbituratnarkosen) zum neurogenen Schock führen.
> (Hess 1924/25)

In diesem Zusammenhang ist auch der Begriff des „Schmerzgedächtnisses" zu sehen, einem Phänomen, unter dem es zu verstärkten Schmerzempfindungen kommt, obwohl der Schmerzanlass gar nicht mehr besteht und der letztendlich zur Chronifizierung führt.

Aus Erfahrung am Menschen und aus der experimentellen Medizin ist bekannt, dass auch schon ein einmaliger unbehandelter Schmerzreiz ausreicht, um auf molekularer Ebene Veränderungen zu verursachen, die das Phänomen des Schmerzgedächtnisses prägen.

# 3 Wie entsteht Schmerz?

> *Schmerz ist das, was der Patient – nicht der Beobachter – als Schmerz empfindet!*

Schmerz ist immer subjektiv. Die Bedeutung des Schmerzes lernt der Patient durch Erfahrung kennen.

Analogieschlüsse (Mensch/Tier) sind sinnvoll, da die anatomischen und biochemischen Übertragungswege bei Mensch und Tier ähnlich sind.

## 3.1 Definitionen

*Algesie* ist die physiologische Schmerzempfindung.

*Algogen* bedeutet schmerzerzeugend.

*Allodynie* bedeutet eine Absenkung der Schmerzschwelle, d.h. es kommt zum Schmerzverhalten durch normalerweise nicht-noxische Reize (z.B. Berührungen).

*Analgesie* ist die fehlende Schmerzempfindung bei physiologischerweise schmerzhaften Reizen.

*Chronifizierung* ist die Folge einer Sensibilisierung, Vermehrung der Rezeptoren und Vergrößerung der Neurone. D.h. es kann auf zellulärer Ebene zu bleibenden Veränderungen im ZNS und zu einer dauerhaften Steigerung des Schmerzempfindens kommen (= Neuroplastizität und sekundäre Hyperalgesie). Bei chronischen Schmerzen ist auch eine Degeneration von hemmenden Neuronen möglich.

*Hyperalgesie* ist das verstärkte Schmerzempfinden bei physiologischerweise schmerzhaften Reizen. Dieses Phänomen tritt auf, wenn ein Nozizeptor bei einer zweiten Stimulation stärker und bei einer erniedrigten Schwelle, d.h. früher antwortet. Die *primäre Hyperalgesie* tritt als ein direktes Ergebnis der Effekte der Entzündungsmediatoren auf den Nozizeptor der betroffenen Region auf. Die *sekundäre Hyperalgesie* tritt in der unverletzten Umgebung auf.

*Hyperästhesie* ist das verstärkte Empfinden schmerzhafter und nicht schmerzhafter Reize durch eine Schwellenwerterniedrigung.

*Leiden* tritt dann auf, wenn die Schmerzen oder das Unbehagen so groß sind oder so lange anhalten, dass die Situation für das jeweilige Individuum nicht länger tolerierbar ist und es zu einer Beeinflussung des Normalverhaltens kommt.

*Nozizeption* ist die nervale Antwort auf einen schmerzhaften Stimulus.

*Schmerz* ist die subjektive Interpretation eines nozizeptiven Stimulus.

*Schmerzgedächtnis* entspricht einer chronischen Übererregbarkeit der Nervenzelle und erinnert, auch wenn der ursprüngliche Auslöser für eine Schmerzafferenz verschwunden ist, dauerhaft an die schmerzhafte Sensation und leitet fortan auch solche Reize an das Bewusstsein weiter, die normalerweise als harmlose Kälte- oder Druckreize empfunden werden (Freye 1999). Fasern, die nur auf Berührungsreize reagieren, werden plötzlich zu Schmerzrezeptoren. Im Rahmen der Chronifizierung kommt es zu einer peripheren und zentralen Sensibilisierung des Nervensystems.

*Schmerzschwelle* ist die geringste Schmerzintensität, die ein Individuum gerade noch wahrnehmen kann.

*Schmerztoleranz* ist der höchste Grad an Schmerz, den ein Individuum gerade noch tolerieren kann. Sie variiert unter den Spezies und unter den einzelnen Individuen stark, obwohl die Schmerzschwelle sehr ähnlich ist. Sie wird durch die jeweilige Motivation und das Umfeld des Patienten moduliert. Sie ist gegenüber Plazebo-Effekten sehr empfänglich (Paddleford 1999).

*Schmerztoleranzschwelle* variiert stark individuell und speziesspezifisch. Sie wird durch Motivation oder Erfahrung moduliert.

*Zentrale Sensibilisierung* ist die aktivitätsabhängige Erhöhung der Erregbarkeit von spinalen Neuronen. Stimuli, die unter der Schmerzschwelle liegen werden dann als schmerzhaft empfunden. Das Konzept der „präemptiven Analgesie" versucht hier anzugreifen.

## 3.2 Neurophysiologische Grundlagen

Schmerzrezeptoren, sog. Nozizeptoren sind v.a. in der Haut (90%), aber auch in anderen Geweben (Peritoneum, Pleura, Periost, Gelenkkapsel, Muskel, Sehne, Blutgefäß, manche Eingeweide) anzutreffen. Es handelt sich dabei um freie Nervenendigungen. Sie reagieren auf verschiedene Reizqualitäten: mechanischer Reiz (Druck, Zug), thermischer Reiz (Hitze, Kälte). Andere Rezeptoren reagieren nur auf eine bestimmte Reizart.

## 3.2 Neurophysiologische Grundlagen

Ein Reiz kann nicht nur von außen einwirken, auch im Körper selbst können körpereigene Substanzen (sog. Entzündungsmediatoren) chemische Schmerzreize auslösen. Solche endogenen, algogenen Substanzen sind z.B. die Transmitter Serotonin, ACTH, Histamin und $H^+$- und $K^+$-Ionen. Gleichzeitig kommt es bei einer traumatischen oder entzündlichen Gewebeschädigung zur Bildung von Prostaglandinen (PG), Leukotrienen und Kininen (z.B. Bradykinin).

Das wichtigste PG ist das $PGE_2$. Bei Gewebeschädigung werden aus Zellmembranen Phospholipide freigesetzt, aus denen unter dem Enzym Phospholipase A, Arachidonsäure entsteht. Aus Arachidonsäure wird unter Einwirkung des Enzyms Cyclooxigenase (COX) $PGE_2$ gebildet.

$PGE_2$ und Bradykinin sensibilisieren die Schmerzrezeptoren und erhöhen deren Ansprechbarkeit auf körpereigene, schmerzauslösende Reize, aber auch auf Reize von außen (z.B. Sonnenbrandstellen sind überempfindlich). Ebenso bewirken sie eine Kapillardilatation und eine Zunahme der Gefäßpermeabilität.

! An der Schmerzverarbeitung sind zahlreiche Strukturen des ZNS beteiligt. Ein eigentliches Schmerzzentrum gibt es nicht!

Afferente Fasern treten normalerweise über die Hinterhornwurzel ins Rückenmark (RM) ein und enden in der Substantia gelatinosa (SG) des Hinterhorns (HH). Hier wird die Erregung auf das 2. Neu-

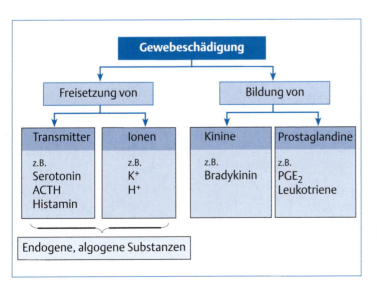

3.1 Wege der Schmerzentstehung (modifiziert nach Striebel 1999)

ron umgeschaltet. Die zweiten Neurone kreuzen zur Gegenseite und ziehen über den Tractus spinothalamicus (Vorderseitenstrang) zum Gehirn. Bevor sie kreuzen, haben sie Verbindung zu motorischen und sympathischen Efferenzen, wodurch motorische und sympathische Reflexe ausgelöst werden. Der Tractus zieht zu den Thalamuskernen. Er hat aber auch Verbindungen zur Formatio reticularis des Hirnstamms. Dadurch werden bei Schmerzen das Atem- und Kreislaufzentrum beeinflusst. Über zusätzliche Verbindungen zum aufsteigenden retikulären aktivierenden System (ARAS) werden durch Schmerzreize Wachheitsgrad und Aufmerksamkeit beeinflusst. Vom Thalamus bestehen Verbindungen zur Hirnrinde (somatosensorischer Kortex), wo der Entstehungsort des Schmerzes erkannt wird. Vom Thalamus aus ziehen auch Ver-

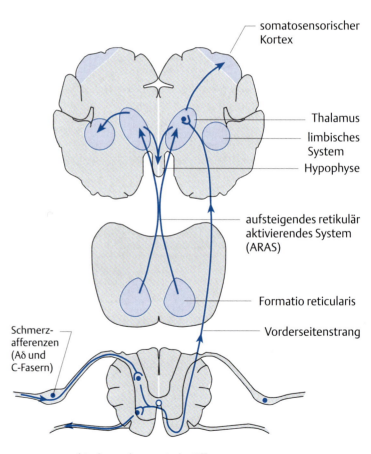

◉ 3.2 Wege der Schmerzleitung (modifiziert nach Striebel 1999)

bindungen zum limbischen System. Dort wird die affektiv-emotionale Komponente wahrgenommen. Außerdem bestehen Verbindungen zur Hypophyse und damit zum endokrinen System. Zusammen mit ACTH wird hier bei Schmerzen β-Endorphin über den Hypophysenvorderlappen (HVL) ins Blut ausgeschüttet.

## 3.3 Neuronale Verarbeitung von Schmerzimpulsen

Schmerz kann prinzipiell durch Erregung von Schmerzrezeptoren und auch durch verminderte Schmerzhemmung entstehen.

Dabei kodieren Schmerzrezeptoren die Intensität des einwirkenden Reizes über die Entladungsfrequenz. Je stärker der Reiz, desto höher die Frequenz. Aber zahlreiche Modulationsmechanismen (auch Angst, Motivation) können die subjektive Schmerzintensität stark beeinflussen. Die Schmerzimpulse werden auf vielen Ebenen des ZNS moduliert, z.B. über deszendierende Hemmmechanismen, Endorphine sowie segmentale Hemmmechanismen.

- Im Gehirn bestehen Verbindungen zu schmerzhemmenden Strukturen, z.B. dem zentralen Höhlengrau. Bei Schmerzen werden dort ins RM ziehende Bahnen aktiviert, die im RM den Einstrom weiterer Schmerzimpulse drosseln (= *deszendierende Hemmung*). Transmitter der Hemmbahnen sind v.a. Noradrenalin und Serotonin. So wirken z.B. Antidepressiva. Sie hemmen die Wiederaufnahme dieser Neurotransmitter in die Nervenendigungen.

- *Endorphine* dämpfen die Schmerzwahrnehmung. Sie werden zumeist aus Nervenendigungen freigesetzt und haben damit Neurotransmitterfunktion. Nur β-Endorphin wird zusammen mit ACTH aus dem Hypophysenvorderlappen (HVL) freigesetzt und hat damit Hormonfunktion. Stressanalgesie, Akupunktur und die transkutane elektrische Nervenstimulation (TENS) wirken über einen Anstieg des β-Endorphinspiegels.

- Vor allem Impulse aus den A-β-Fasern führen zur Aktivierung hemmender Interneurone. Diese beeinträchtigen die Weiterleitung von Schmerzimpulsen der A-δ und C-Fasern (= *segmentale Hemmmechanismen*). Sie setzen als Neurotransmitter Endorphine frei (z.B. Reiben einer schmerzenden Region, Gegenirritationsverfahren wie TENS, Akupunktur, Akupressur).

## 3.4 Klassifikation der Nervenfasern und Schmerztypen

Der somatische Schmerz wird von A-δ- und C-Fasern vermittelt. Er ist nur schlecht lokalisierbar. Der viszerale Schmerz entsteht durch eine großflächige Stimulation von viszeralen Nervenendigungen. Er wird nur über Typ-C-Fasern vermittelt, die dumpfe, schlecht lokalisierbare Eindrücke übertragen. Ursache für solche viszeralen Schmerzen können Ischämien und Spasmen der glatten Muskulatur von Hohlorganen oder Gangsystemen, aber auch Überdehnungen der serösen Überzüge und Aufhängebänder von Eingeweiden sein (Paddleford 1999).

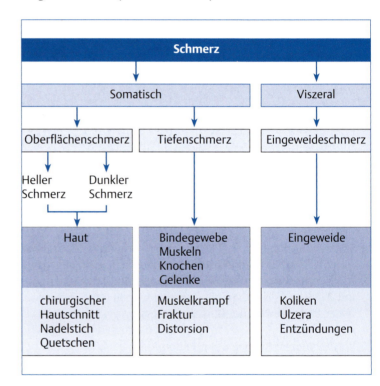

● 3.3 Schmerzqualitäten und ihre Lokalisation (modifiziert nach Freye 1999)

Die parietalen Oberflächen von Thorax und Abdomen und die retroperitonealen Organe sind stark mit A-δ- und C-Fasern versorgt. Deshalb kann eine Stimulation der parietalen Oberflächen sowohl zur Empfindung von scharfen, fokalen, als auch von dumpfen, diffusen Schmerzen führen (Paddleford 1999).

Der Neokortex ist für kognitive Verarbeitung, das limbische System für affektive Verarbeitung, Hypothalamus-Hypophyse für

Hormone und Endorphine, der Hirnstamm für Kreislauf und Atmung, das RM für motorische und sympathische Reflexe zuständig.

Schmerzreize werden also aus der Körperperipherie über A-δ- und C-Fasern zum RM geleitet. Die A-δ-Fasern sind myelinisiert, daher schnell leitend und für den schnellen, gut lokalisierbaren Sofortschmerz verantwortlich. Sie dienen v.a. der Auslösung von Fluchtreflexen. Die nicht myelinisierten, und daher langsam leitenden C-Fasern vermitteln dagegen den dumpfen, brennenden, schlecht lokalisierbaren Zweitschmerz, der auch noch nach Ende des Stimulus anhält. Er führt zur tonischen Muskelanspannung und vegetativen Begleiterscheinungen.

A-β-Fasern stellen aufsteigende Bahnen dar, die die Transmission der Dorsalhornzellen blockieren. Ihre Stimulation scheint den Nozizeptor-Input der A-δ- und C-Fasern zu verringern. Sie weisen eine niedrigere Stimulationsschwelle als die A-δ- und C-Fasern auf (Paddleford 1999).

3.1 Klassifizierung der schmerzrelevanten Nervenfasern

| Typ | Dicke | Stimulation | Geschwindigkeit | Charakter |
| --- | --- | --- | --- | --- |
| A-δ | myelinisiert < 3 µm | thermisch, mechanisch | schnell 5–30 m/sec | scharfer Erstschmerz, Schutzreflex, gut lokalisierbar, kurz |
| C | unmyelinisiert! 1 µm | polymodal: chemisch, thermisch, mechanisch | langsam 0,5–2 m/sec | dumpfer, brennender Zweitschmerz, schlecht lokalisierbar, anhaltend |
| A-β | myelinisiert 8 µm | taktile Reize (Druck, Berührung) | schnell 50 m/sec | Vibration, Kitzeln, Stechen, Prickeln |

## 3.5 Physiologischer und pathologischer Schmerz

**Der physiologische Schmerz**

Er wirkt protektiv und entsteht durch die Erkennung einer schädlichen Menge von Hitze, Kälte oder Druck. Der akute Schmerz hat damit eine biologische Warnfunktion und auch eine Lehr- und Lernfunktion zur Lebenserhaltung. Er dient dazu, Beschädigungen des Organismus zu melden. Eine solche Wahrnehmung löst eine entsprechende Schutzreaktion aus (z.B. Wegziehen der Hand nach Berührung einer heißen Herdplatte).

! Der physiologische Schmerz darf nicht bekämpft werden!

**Der pathologische Schmerz**

Er ist das Resultat eines entzündlichen oder neuropathischen Prozesses und hat somit seine physiologische Warnfunktion verloren.

**!** Der pathologische Schmerz muss bekämpft werden!

**Entzündlicher Schmerz:** entsteht durch eine Gewebeverletzung (Verbrennung, Erfrierung, Chirurgie, Hypoxie etc.).

**Primäre Hyperalgesie:** Es kommt zur Sensibilisierung der Nozizeptoren an der Verletzungsstelle durch Entzündungsmediatoren (z.B. PG, Histamin, Bradykinin, Leukotriene, NO, andere Zytokine), die von den afferenten Nervenendigungen sezerniert wurden (= *periphere Sensibilisierung*).
Dies führt zu einer Erniedrigung der Erregbarkeitsschwelle, einer Erhöhung der Zahl der neuronalen Entladungen und zur Entwicklung von Spontanaktivität. Auch nicht-aktive, stumme nozizeptive Afferenzen werden im Rahmen des Entzündungsgeschehens zusätzlich rekrutiert (Woolf und Chong 1993).

**Sekundäre Hyperalgesie:** Veränderungen in der sensorischen Weiterleitung des peripheren und zentralen NS. Dies führt zum sogenannten Wind-Up-Phänomen, d.h. die Sensibilisierung von Hinterhornneuronen führt zur Vergrößerung der rezeptiven Felder und zu einer Erhöhung von Spontanentladungen. Diese gesteigerte Reaktionsbereitschaft bleibt der Nervenzelle erhalten (Woolf und Chong 1993). Sie entsteht durch Ausschüttung von Glutamat, Substanz P oder anderen Neuropeptiden, die NMDA-, AMPA- und NK-1-Rezeptoren aktivieren und eine Geninduktion im Dorsalhorn vermitteln (= *zentrale Sensibilisierung*). Es kommt zur Aufrechterhaltung des Schmerzes über permanente periphere Rückkopplung aus Muskel- und Dehnungsrezeptoren (z.B. bei Spastik).

**Neuropathischer Schmerz:** entsteht infolge einer Schädigung des peripheren oder zentralen Nervensystems ohne Beteiligung eines Nozizeptors. Beispiele sind der Amputationsschmerz, die Trigemi-

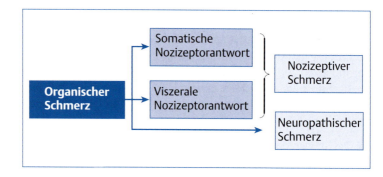

◉ 3.4 Schmerztypen

nusneuralgie, die Schmerzen bei Bandscheibenvorfall bzw. nach einer Rückenmarkverletzung.

Chronischer Schmerz ist immer pathologisch und „tut nur noch weh".

## 3.6 Die Nozizeption

Nozizeption = Transduktion, Konduktion und zentralnervöse Fortleitung von Nervensignalen, die durch die Stimulation eines Nozizeptors entstanden sind. Es ist ein physiologischer Prozess, der, wenn er vollständig abläuft, in der bewussten Schmerzwahrnehmung endet.

Anatomische und neurophysiologische Strukturen sind bei Mensch und Tier bemerkenswert ähnlich. Deshalb kann der Schluss gezogen werden, dass ein Stimulus, der beim Menschen als schmerzhaft gilt und der potentiell Gewebe verletzt und beim Tier Flucht oder Verhaltensveränderungen bewirkt, auch beim Tier schmerzhaft sein muss.

Zusätzlich ist bekannt, dass Tiere leiden können, Zeichen von Unwohlbefinden, erlerntes Vermeideverhalten und Vokalisation zeigen. Allerdings sind Verhaltensänderungen oft nur schwer zu erkennen. Ein gewisser Grad von Anthropomorphismus ist deshalb angemessen und auch wünschenswert, besonders wenn eine bestimmte Situation beim Menschen als schmerzhaft bekannt ist.

Die Nozizeption besteht aus 4 physiologischen Prozessen, die pharmakologisch angegangen werden können:

1. Transduktion: Sie ist die Umsetzung von physikalischer Energie (Noxe bzw. schädigender Stimulus) in elektrische Aktivität am peripheren Nozizeptor. Diese Nozizeptoren sind mechano-, thermo- und chemosensitiv.

Sie können durch Lokalanästhetika-Applikation am Verletzungsort blockiert werden. Durch NSAIDs, Metamizol oder beispielsweise intraartikulär applizierte Opioide wird die Produktion von endogenen algogenen Substanzen (z.B. PG) reduziert und damit die Stimulierung der Nozizeptoren gemindert.

2. Transmission: Dies ist die Fortleitung von Nervenimpulsen über das periphere NS in afferenten A-δ- (myelinisiert, schnell) und C-Fasern (nicht myelinisiert, langsam, dumpf).

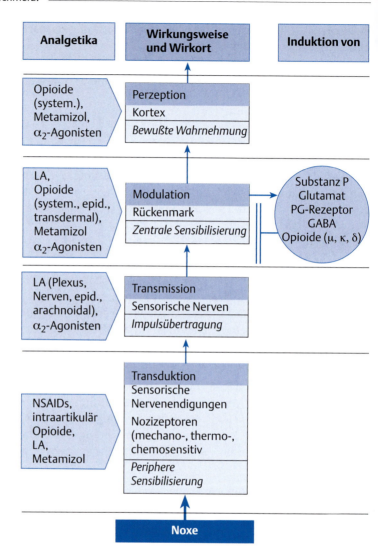

3.5 Neurologische Grundlagen
system. = systemisch, LA = Lokalanästhetika, epid. = epidural, NSAIDs = Nichtsteroidale Antiphlogistika

Eine lokalanästhetische Blockade der peripheren Nerven oder des Nervenplexus oder auch eine epidurale Injektion greifen hier an.

3. Modulation: Durch ein endogenes, absteigendes Analgesie-System wird die Transmission modifiziert. Es gibt eine opioide, serotonerge oder noradrenerge Modulation durch Inhibition innerhalb des Dorsalhorns des RM (Substanz P = NK-1-Typ, Glutamat-Typ, PG-Rezeptoren).

Es bestehen GABA-, Opiat- ($\mu$, $\kappa$, $\delta$), $\alpha_2$- und Adenosin ($A_1$)-Rezeptoren, die spinal inhibitorisch wirken.

Mit einer systemischen oder lokalen Applikation von Opioiden, oder einer enteralen oder parenteralen Gabe von Metamizol kann auf spinaler Ebene moduliert werden.

4. Perzeption: Dies ist der Endprozess, der aus erfolgreicher Transduktion, Transmission, Modulation und Integration der thalamokortikalen, retikulären und limbischen Funktion resultiert und zu einer bewussten, subjektiven und emotionalen Schmerzerfahrung führt.

Der nozizeptive Input wird in jedem Stadium moduliert.

Durch die Applikation von Analgetika bevor der Patient einer Noxe ausgesetzt wird (präemptive Analgesie), kommen am RM keine afferenten nozizeptiven Impulse an, die eine Hypersensibilisierung oder neuroplastische Veränderungen im Sinne einer Allodynie oder Hyperalgesie auslösen könnten. Zudem kommt es zur Unterdrückung der neuroendokrinen Antwort (Stress).

Die präemptive Analgesie ist eine effiziente und kostengünstige Methode der Schmerzbekämpfung, weil Schmerzen gar nicht erst oder nicht so stark entwickelt werden und daher auch weniger Analgetika benötigt werden.

Ziel der Analgesie ist nicht die komplette Ausschaltung, sondern das „tolerabel machen" (Hypoalgesie) des Schmerzes ohne Depression des Patienten. Dies kann durch Unterbrechung der Nozizeption an einem oder mehreren Punkten zwischen Nozizeptor und Kortex geschehen. Deshalb ist die Kombination von Analgetika, die auf verschiedenen Ebenen wirken, sinnvoll.

# 4 Wie erkennt man Schmerz beim Tier?

Der Schlüssel zum Erkennen von Schmerz bei Tieren liegt im Verständnis ihres speziesspezifischen Verhaltens (Gebhart 1994). Damit hängt die Schmerzerkennung und das Bedürfnis nach einer analgetischen Therapie in erster Linie von der Beobachtung subjektiv zu interpretierender Verhaltensveränderungen ab, die dem Schmerz zugeschrieben werden (Henke et al. 1999).

Wird ein chirurgischer Eingriff durchgeführt, so ist davon auszugehen, dass jedes Tier – egal welchen Alters und welcher Spezies – nach der Operation Schmerzen hat (Erhardt 1992, Pascoe 1992). Obwohl diese Tatsache allgemein akzeptiert wird und wir (laut TSchG) die ethische Verpflichtung haben, Schmerzen zumindest zu lindern, werden sie in praxi oft nicht ausreichend bekämpft (Gebhart 1994). Während eines operativen Eingriffes ist die Gabe von Analgetika zur Schmerzkontrolle üblich, post operationem ist allerdings der routinemäßige Einsatz eines Analgetikums vor allem bei Kleinsäugern nicht sehr verbreitet (Henke et al. 1999).

Der Kenntnisstand über Schmerzempfindung beim Vogel ist demgegenüber als noch geringer einzustufen. Grundsätzlich ist davon auszugehen, dass das subjektive Schmerzäußerungsvermögen bei Vögeln sehr schwach ausgeprägt ist. Diese speziestypi-

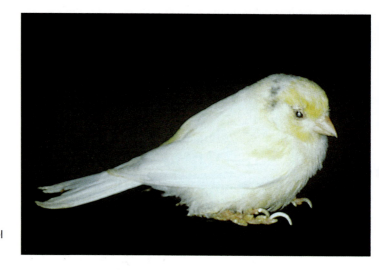

4.1 Kanarienvogel mit Schmerzen

sche Symptomenarmut wird durch einen übergeordneten Fluchtreflex oft kaschiert, was eine klinisch-adspektorische Schmerzeinschätzung bei dieser Spezies kaum möglich macht (Korbel 1998).

Um die Befindlichkeit eines Tieres beurteilen zu können, muss der Tierarzt mit dem normalen Verhalten vertraut sein. Das fällt einem bei den Spezies Hund und Katze relativ leicht, da wir ihr normales Erscheinungsbild gut kennen. Um aber auch bei anderen Spezies eine Entscheidung treffen zu können, muss man über die physiologischen und anatomischen Charakteristika jeder Spezies, evtl. sogar des Einzeltieres, Bescheid wissen.

Prinzipiell orientiert man sich an folgenden Parametern:
- Reflexverhalten
- Vigilanz (Temperament)
- Pflegezustand
- Lautäußerungen
- Futter- und Wasseraufnahme
- Hautturgor
- Gewicht
- Harn- und Kotabsatz
- Gruppenverhalten

Um Schmerz objektiver beurteilen zu können, versuchten schon Morton und Griffiths (1985) ein Punkte-System zu entwickeln, nach dem das Auftreten von Schmerzen quantifiziert werden kann. Dieses System wurde häufig modifiziert und verfeinert (LASA 1990, Flecknell 1991, FELASA 1994) und auch für klinische Belange umgearbeitet. Unter der Voraussetzung, dass die Untersuchung von der gleichen, erfahrenen Person nach einem genauen Katalog durchgeführt wird, gilt dieses Score-System als relativ zuverlässig (Flecknell und Liles 1991, Reid und Nolan 1991, Danneman 1997). Allgemein werden folgende Beurteilungskriterien verwendet (Erhardt 1992, Bertens et al. 1995, Flecknell 1996):

**Beurteilungskriterien für Schmerz**

**1. Aktivität:** Sie kann bei einem schmerzhaften Zustand verringert sein, es kann aber auch eine Rastlosigkeit auftreten. Harn- und Kotabsatz werden häufig vermieden.

**2. Äußeres Erscheinungsbild:** Durch ein verringertes Putzverhalten bei Schmerz sieht das Haarkleid oft struppig aus, die Körperöffnungen sind verschmutzt. Typisch ist das sogenannte „Brillenauge" der Ratte, das durch das nicht weggeputzte Porphyrin aus den Harderschen Drüsen zu rötlichbraun verklebten medialen Augenwinkeln führt.

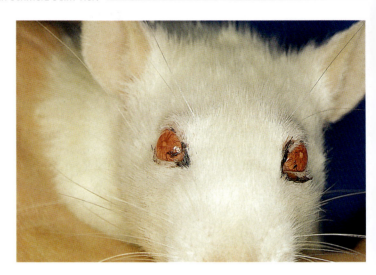

◉ 4.2 Ratte mit Brillenauge

**3. Temperament:** Um diesen Parameter beurteilen zu können, ist ein individuelles Kennen des jeweiligen Tieres oder der Tiergruppe im präoperativen Zustand nötig. Ehemals aggressive Tiere können apathisch wirken, während sich relativ handzahme Tiere plötzlich aggressiv gebärden. Typische Veränderungen im Sozialverhalten innerhalb der Tiergruppe eines Käfigs können ebenfalls Aufschluss über die Schmerzbelastung von Gruppenmitgliedern geben. Dabei werden Tiere mit Schmerzen je nach Ausgangslage durch vermehrte Aggressivität oder Ignoranz der übrigen Artgenossen aus der Gruppe verstoßen oder sondern sich durch apathisches bzw. aggressives Verhalten von ihrer Gruppe ab. Zur Beurteilung ist es nötig, nachtaktive Tiere (z.B. Ratte, Maus, Hamster) während der Dunkelphase zu beobachten.

**4. Lautäußerung:** Oft löst nur ein akuter Schmerzreiz eine Lautäußerung aus. Bei chronischen Schmerzen können bei großen Tieren (Schaf, Schwein, Hund, Affe) auch Stöhnen, Winseln oder Zähneknirschen bemerkt werden. Zudem liegen viele Schreie der Nager im Hochfrequenzbereich und können deshalb vom Menschen nicht wahrgenommen werden.

**5. Fressverhalten:** Das Fressverhalten ist ein relativ objektives Zeichen für Schmerz oder Stress beim Tier. Wasser- und Futteraufnahme sowie Harn- und Kotabsatz werden reduziert und das Körpergewicht sinkt. Der Hautturgor ist vermindert, die Schleimhäute trocken. Die Beurteilung in einer Gruppenhaltung bereitet Schwierigkeiten und erfordert eine individuelle Untersuchung (Wiegen, Palpation). Bis jedoch eine schmerzbedingte vermin-

4 Wie erkennt man Schmerz beim Tier? 25

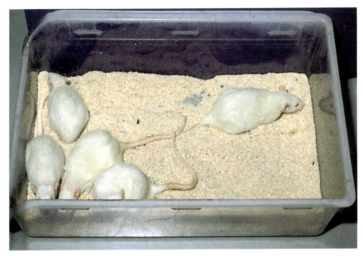

◉ 4.3a Ausgrenzung aus der Gruppe

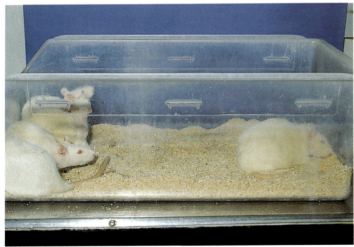

◉ 4.3b Aggressives Verhalten gegenüber dem Ausgegrenzten

derte Futteraufnahme eines Einzeltieres in einer Gruppe über das verminderte Körpergewicht erkannt wird, ist meist eine erhebliche, seit Tagen (zumindest 36 Stunden) bestehende Schmerzbelastung für dieses Tier anzunehmen. Zudem kann die Abnahme des Körpergewichts durch andere pathologische Ursachen (z.B. Zunahme einer Tumormasse, Zunahme von Gewebsödemen bei Herzinsuffizienz) überdeckt werden.

**6. Physiologische Mess-Parameter:** Die Veränderungen physiologischer Messwerte werden durch die Katecholaminausschüttung und die Aktivierung des sympathischen Nervensystems ausgelöst. Üblicherweise steigen Atemfrequenz, Herzfrequenz und Blutdruck unter Schmerzen an. Diese Reaktionen können allerdings auch alleine durch den Stress der Manipulation (z.B. zur Messung) ausgelöst werden. Die Beurteilung von Cortisol- und β-Endorphin oder Katecholaminspiegeln bereitet Schwierigkeiten, da sich diese Parameter durch jeden Stressor, auch durch nicht schmerzhafte Manipulationen verändern können.

**4.1 Zusammenfassung der wichtigsten speziesunabhängigen Veränderungen bei Schmerzen**

| Kardiopulmonal | Verhalten | Andere |
|---|---|---|
| Herzfrequenz ↑ | Vokalisation | Mydriasis |
| Blutdruck ↑ | Betrachten bzw. Benagen der schmerzhaften Stelle | Salivation |
| Herzarrhythmien | Veränderter Gesichtsausdruck | Glukose ↑ |
| Atemfrequenz ↑ | Automutilation | |
| Oberflächliche Atmung | Muskelsteife, Muskelschwäche | |
| Blasse Schleimhäute | Ruhelosigkeit | |
| | Bewegungsunlust | |
| | Aggressivität, Ängstlichkeit, Depressivität | |
| | Stumpfsinnigkeit | |
| | Stereotypien | |
| | Appetitlosigkeit | |
| | Reduziertes Putzverhalten | |

Trotz des Beachtens all dieser Zeichen werden sich Fehleinschätzungen nicht vermeiden lassen. Da diese Schmerzzeichen extrem variieren können, muss jeder Patient ganz individuell beurteilt werden.

! Trotzdem bleibt die Forderung bestehen, dass bei jeglicher Art von schmerzhaften Eingriffen Analgetika gegeben werden müssen!
Im Zweifel muss in Anlehnung an die Erfahrung beim Menschen entschieden werden.

In der heutigen Zeit wird in der Humanmedizin in zunehmendem Maße eine patientengesteuerte und multimodale Analgesie durchgeführt. Dies bedeutet, dass nach dem subjektiven Bedarf und mit einer Kombination verschiedener Schmerzmittel dosiert wird.

! Auch beim Tier sollte die Dosierung des Analgetikums nach Bedarf erfolgen, was allerdings niemals „so wenig wie möglich" bedeuten darf!

Die Kombination von Analgetika aus verschiedenen Klassen (Opioide, Antipyretika, Nichtsteroidale Entzündungshemmer) hat sich auch beim Tier bewährt, da hierdurch die Einzeldosis verringert und damit die Nebenwirkungsrate gesenkt werden kann und zudem eine viel effizientere Schmerzdämpfung erzielt wird (Balancierte bzw. Multimodale Analgesie).

Als speziesspezifische Schmerzsymptome können gelten:

- **Hund**: Verspannungen (v.a. an Bauch und Rücken), gesenkter Kopf, herabhängender oder eingezogener Schwanz, aufgezogener Rücken (Abb. 4.4a und b), Bewegungsvermeidung (v.a. starke Schmerzen) oder Unruhe (eher schwächere Schmerzen), Ungehorsamkeit, Lautäußerungen (oft unmotiviert), Apathie, Aggressivität, Inappetenz, ...

Speziesspezifische Schmerzsymptome

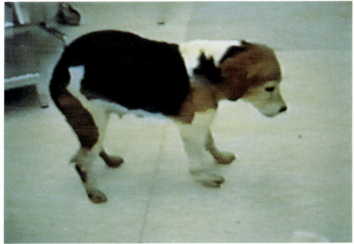

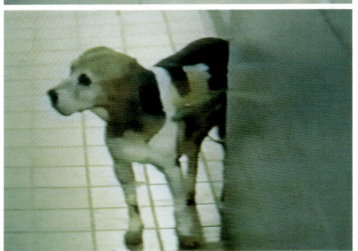

◘ 4.4 Hund a) vor und b) nach Schmerzmittelapplikation

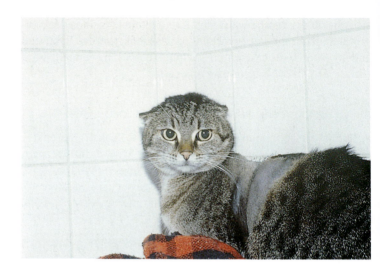

**4.5** Schmerzbedingte Aggression bei einer Katze p.op.

- **Katze**: Verspannungen, Fluchtverhalten, Verkriechen, Fauchen, Knurren, Wutausbrüche (oft durch verhinderte Fluchtmöglichkeit) (Abb. 4.5), Hechelatmung, fettiges Fell, Inappetenz, ...

- **Kaninchen**: Inaktivität, Apathie, berührungsängstlich, Allotriophagie, Automutilation, Schreie (nur bei akutem Schmerz und Angst), Inappetenz, ...

- **Nager**: ungepflegtes Haarkleid, verschmutzte Augeninnenwinkel (sog. Brillenaugen durch Hämatoporphyrinpigment der Harderschen Drüse, das durch reduziertes Pflegeverhalten nicht weggeputzt wird), gesträubtes Haarkleid, verspannter Gang, Angegriffenwerden oder Ausgeschlossenwerden durch Käfiggenossen, Allotriophagie (Auffressen der Jungtiere), Automutilation (Abb. 4.6), evtl. spitze Schreie bei akutem Schmerz (bei vielen Tieren im Hochfrequenzbereich und für Menschen deshalb nicht zu hören, Inappetenz, ...

- **Vogel**: Beschwerdeäußerungsvermögen gering, subjektiv durch Operateur kaum beurteilbar, Verhaltensmuster sind: Herzfrequenz- und Blutdruckanstieg, bei elektrisch-mechanischen Reizen aktives Vermeidungsverhalten, bei thermisch-oralen Reizen passives Verhalten, oft gemischtes Aktiv-/Passiv-Verhaltensmuster (Abb. 4.1), Inappetenz, ...

- **Schwein, Wiederkäuer**: aufgekrümmter Rücken, untergestellte Beine, verstärkte Atmung, Apathie, Zähneknirschen (Wdk.), gegen Bauch Schlagen (Wdk.), Stöhnen (Rd.), Inappetenz, ...

- **Pferd**: Schwitzen, Unruhe, gegen Bauch Schlagen, Aggressivität, Inappetenz, ...

# 4 Wie erkennt man Schmerz beim Tier?

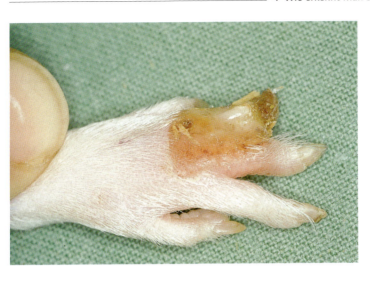

◉ 4.6 Automutilation an einer schmerzhaften Zehe bei der Ratte

▦ 4.2 Schmerzsymptome bei Vögeln, Reptilien, Amphibien und Fischen (modifiziert nach Bonath 1977)

| | Vögel | Reptilien | Amphibien | Fische |
|---|---|---|---|---|
| **Emotionale Schmerzreaktionen** | | | | |
| *Akuter Schmerz* | | | | |
| Vermeiden | ✓ | ✓ | ✓ | ✓ |
| Schonen | ✓ | ✓ | ✓ | ✓ |
| Schreck | ✓ | ✓ | ✓ | ✓ |
| Aggression | ✓ | ✓ | | (✓) |
| Lautäußerung | ✓ | ✓ | (✓) | ✓ |
| *Chronischer Schmerz* | | | | |
| Stereotypien | ✓ | ✓ | ✓ | ✓ |
| Hecheln | ✓ | | | |
| Verkriechen | ✓ | ✓ | | ✓ |
| Lautäußerungen | ✓ | (✓) | (✓) | ✓ |
| *Spezifische Reaktionen* | Federsträuben | Winden | Wischen | Flossenklemmen |
| **Klinische Schmerzreaktionen** | | | | |
| Pulsfrequenz↑ | ✓ | ✓ | ✓ | ✓ |
| Atemfrequenz↑ | ✓ | ✓ | ✓ | ✓ |
| Blutdruck↑ | ✓ | Reaktionen nicht bekannt | | |
| EEG-Veränderungen | ✓ | | | |
| Mydriasis | ✓ | | | |

Schmerz-Scores

**Schmerzklassifizierung (Schmerz-Scores)**
Unter klinischen Gesichtspunkten seien hier beispielhaft ein sehr vereinfachtes und ein sehr differenziertes Beurteilungssystem erwähnt, die beide den Gesamtzustand des Tieres als Bewertungsgrundlage heranziehen:

- Laut Haskins (1992a) kann Schmerz folgendermaßen quantifiziert werden:
  geringer Schmerz: leicht tolerierbar (ohne Verhaltensveränderungen, nur Abwehr von Manipulationen an bestimmten Körperregionen)
  mäßiger Schmerz: eine Krankheit oder chirurgischer Insult, der beim Menschen als schmerzhaft beschrieben ist, mit oder ohne sichtbare Veränderung im Verhalten, der Aktivität, des Appetits, …. (In die Leere starren, abnormale Haltung,….)
  starker Schmerz: nicht tolerierbar (starke Verhaltensveränderungen: Vokalisation, gegen Käfig rennen, Aggressionen, Automutilation, …)

- Die Skala des Ontario Veterinary College reicht von 0 bis 10 Punkte, wobei 0 bis 3 Punkte einen nicht behandlungsbedürftigen Schmerz bzw. Unbehagen bedeutet. Ab Punkt 4 ist eine Analgesie nötig. Punkt 3 und 4 gelten als geringe bis mäßige Schmerzen, die mit einem Opioid und/oder einem NSAID zu behandeln sind. Punkt 6 vertritt mäßig starken Schmerz in Kombination mit Vokalisation und muss mit Opioid und/oder NSAID therapiert werden. Bei 7 bis 8 herrschen mäßig bis heftige Schmerzen, die eine Gabe von Opioid und/oder NSAID bedürfen. Die Punkte 9 und 10 stehen für heftigen und heftigst vorstellbare Schmerzen, die ohne Therapie den Tod zur Folge haben können. Hier muss dringendst die Ursache gefunden und abgestellt und sofort in höchst möglicher Dosierung mit Opioid und NSAID behandelt werden.

Beispiele eines einfachen, beschreibenden Schmerz-Scores für orthopädische Eingriffe bzw. Sehnen- und Gelenkerkrankungen (nach Hardie 2000):

- Beurteilt wird z.B. die **Lahmheit**:
  0 = normaler Gang
  1 = intermittierende Lahmheit
  2 = geringgradige Lahmheit
  3 = mittelgradige Lahmheit
  4 = hochgradige Lahmheit

- Oder auch eine **OP-Wunde**:
  0 = schmerzfrei
  1 = Zurückweichen bei Druck auf Wunde, nicht bei Darüberstreichen
  2 = Zurückweichen beim Darüberstreichen
  3 = Tier sieht beeinträchtigt aus, lässt aber noch eine Berührung der Wunde zu
  4 = Tier lässt sich nicht anfassen, evtl. Lautäußerungen (schlimmster vorstellbarer Schmerz)

# 5 Welche Analgetika stehen zur Verfügung?

*Schmerzkontrolle allgemein*

Die Schmerzbekämpfung kann prä-, intra- und postoperativ durchgeführt werden.

Ziele der Analgesie sind die Leidensbekämpfung im Sinne des Tierschutzes, die Erleichterung des Umganges mit schmerzbelasteten Patienten und ganz besonders die Stabilisierung des Allgemeinzustandes durch Normalisierung der Funktionen von Kreislauf, Atmung, Diurese, Gastrointestinaltrakt (Appetenz) und Endokrinum sowie die Prophylaxe des neurogenen Schocks.

Die Behandlung vermuteter oder effektiv nachzuweisender Schmerzen kann sicherlich durch psychische Beeinflussung des Patienten erleichtert werden. Das kann geschehen durch Konditionierung, ruhigen Umgang, Belohnung und Ablenkung. Allerdings sind durch solche „vertrauensbildende Maßnahmen" scharfe, akute Schmerzstände natürlich nicht zu kupieren.

Geringe bis mäßige Schmerzen können häufig durch konservative Maßnahmen wie Stützverbände, Schienen oder kühlende Umschläge gelindert werden. Sie stellen aber nur Hilfskonstruktionen der Schmerzbekämpfung dar, sodass letztendlich, um eine zuverlässige Analgesie zu erreichen, auf die medikamentöse Behandlung übergegangen werden muss.

*Medikamentöse Schmerzbekämpfung*

Die medikamentöse Schmerzbekämpfung gliedert sich in drei Hauptgebiete:

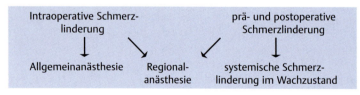

Für Analgetika, die zum Einsatz beim Tier angewandt werden sollen, sind gewisse Eigenschaften zu fordern:
- zuverlässig gute Schmerzlinderung
- möglichst geringe sedative Wirkung
- möglichst geringe atemdepressive Wirkung
- gute Verträglichkeit (kein Erbrechen, Durchfall, Krämpfe)
- Vermeidung von Drogenabhängigkeit
- Möglichkeit der parenteralen Applikation zur Initialtherapie
- Möglichkeit der per-os-Applikation zur Folgetherapie (geschmacksneutral, magenverträglich)
- Langzeitwirkung (möglichst große Applikationsintervalle)

Folgende **Analgetikaklassen** sind für die medikamentöse Therapie zu berücksichtigen:

- **Opioide**
Sie wirken zentral an Schaltstellen im ZNS.
- **Antipyretika**
Sie wirken sowohl zentral an Schaltstellen des Stammhirns als auch hemmend auf die periphere Reizübertragung.
- **Nicht steroidale Antiphlogistika**
Sie wirken peripher, indem sie die Bildung von Entzündungsstoffen, wie Bradykinin und Histamin hemmen und greifen gleichzeitig in die Prostaglandinsynthese als Cyclooxygenaseinhibitoren ein.
- **Lokalanalgetika (Lokalanästhetika)**
Sie wirken durch Blockade der Nervenleitung.

## 5.1 Opiatanalgetika

Opioide (s. Opiate) binden an spezifischen Rezeptoren zentral im Gehirn, im Rückenmark und peripher an Rezeptoren im Entzündungsgebiet. Sie agieren über die präsynaptische Blockade der Ausschüttung von exzitatorischen Neurotransmittern (Azetylcholin, Norepinephrin, 5-Hydroxytryptamin (Serotonin) , Glutaminsäure, Dopamin, Substanz P und andere). Sie modulieren also auf der Höhe des Rückenmarks. Periphere Opiat-Rezeptoren sitzen in der Synovialis, dem Plexus myentericus des Gastrointestinaltraktes, im Herzen, in den Nieren und den Nebennieren.

Die wichtigsten Rezeptoren der Antinozizeption bzw. der Schmerzmodulation sind die µ- und κ-Rezeptoren. Klinisch sinnvolle Opiate wirken an einem oder beiden Rezeptoren.

**Opiatrezeptoren**

Es sollen 4 Typen von Opiatrezeptoren existieren (nach Booth 1988): mü ($\mu$), kappa ($\kappa$), sigma ($\sigma$) und delta ($\delta$).

*$\mu$-Rezeptor:* Es soll zwei Subtypen, $\mu_1$ und $\mu_2$ geben. Hierbei wird über $\mu_1$ die Analgesie durch Bindung von Opiaten, Enkephalinen und $\beta$-Endorphinen und über $\mu_2$ z.B. die Atemdepression und das Suchtpotential vermittelt. Die Hemmung der GIT-Peristaltik wird ebenfalls über diese Rezeptoren verursacht. Naloxon blockiert diese Rezeptoren (Booth 1988).

*$\kappa$-Rezeptor:* Die Stimulation dieser Rezeptoren vermittelt Sedation. Dynorphin ist sein endogener Ligand.

*$\sigma$-Rezeptor:* Dieser Rezeptor ist unempfindlich gegenüber Naloxon und übermittelt die psychomimetischen Effekte der Opiate. Er ist vornehmlich im Hippocampus lokalisiert. Agonisten verursachen Mydriasis, Atem- und Pulsfrequenzerhöhung und Abstinenzsymptome.

Die $\sigma$-Rezeptorgruppe ist strenggenommen nicht den Opioidrezeptoren zuzuordnen, da mit ihnen auch Substanzen wie das Ketamin interagieren (Finck und Nagai 1981) und die Effekte sehr schlecht durch Naloxon aufzuheben sind (Freye 1999).

*$\delta$-Rezeptor:* Enkephaline haben die größte Bindungsaffinität für diesen Rezeptor. Er vermittelt die kreislauf- und atemdepressiven und die verhaltenstypischen Effekte.

Enterische (gastrointestinale) Neurone enthalten $\mu$- und $\delta$-Rezeptoren. Diese Rezeptoren sind nur durch extrem hohe Dosen von Naloxon zu blockieren. Sie sind ins Schockgeschehen involviert.

▦ 5.1 zeigt in sehr vereinfachter Form die verschiedenen Opiatrezeptor-Typen und ihre Wirkqualitäten.

Die Analgesie resultiert in erster Linie aus der Stimulation der $\mu$- und $\kappa$-Rezeptoren. Die Aktivierung der $\delta$-Rezeptoren scheint die Effekte am $\mu$-Rezeptor zu modulieren.

Trotz aller widersprüchlicher Aussagen bezüglich des jeweiligen Angriffsortes, kann das Wissen um das Aktivitätsspektrum an den verschiedensten Rezeptoren sehr hilfreich sein, die unterschiedlichsten Aktionen, Nebenwirkungen und Antagonisierungsmöglichkeiten zu verstehen.

## 5.1 Klassifizierung der Opiatrezeptoren (modifiziert nach Meert 1996)

| Rezeptortyp | Agonistische Wirkung |
|---|---|
| $\mu_1$ | Spinale und supraspinale Analgesie<br>Atemdepression, Euphorie, geringes Suchtpotential, Bradykardie, Hypothermie, Harnretention, periphere Vasodilatation, Miosis |
| $\mu_2$ | Spinale Analgesie<br>Atemdepression, hohes Suchtpotential, Obstipation |
| $\kappa$ | Supraspinale und spinale Analgesie<br>Sedierung, Miosis, Dysphorie, geringes Suchtpotential, Hyperthermie, Diurese |
| $\sigma$ | Halluzinationen/Dysphorie, zentrale Kreislaufstimulierung mit Tachykardie und Hypertonie, Mydriasis, Exzitationen |
| $\delta$ | Supraspinale und spinale Analgesie<br>Atemdepression, hohes Suchtpotential, geringgradige Obstipation, Harnretention, Verhalten, endokrine Funktionen, Schmerzverarbeitung |

Das Ausmaß der Analgesie, die eine Substanz bewirken kann, hängt von deren Affinität zum Rezeptor und ihrer intrinsischen Aktivität ab.

Die Fähigkeit von Opioiden nach Bindung am Rezeptor bei diesem eine Konformationsänderung zu induzieren, was zur Umwandlung des Rezeptormoleküls in einen funktionellen Zustand (= Öffnen eines Ionenkanals) führt, wird intrinsische Aktivität genannt.

Affinität (d.h. Bindungsstärke) und intrinsische Aktivität einer Substanz machen die unterschiedliche Wirkstärke aus. Das heißt, bevor Opiate eine Analgesie auslösen, müssen sie eine ausreichend hohe Affinität und intrinsische Aktivität am Rezeptor vorweisen.

Antagonisten haben z.B. eine hohe Affinität und eine schwache intrinsische Aktivität. Das bedeutet, der Schlüssel passt ins Schloss, kann aber nicht gedreht werden (Freye 1999).

Es gibt sehr starke Unterschiede zwischen den Spezies und auch bei ein und derselben Spezies ist die Reaktion individuell und situationsabhängig. Deshalb können Dosisangaben nur als Richtlinie gelten. Die wirkungsvollste Dosis muss individuell austitriert werden.

Opioide wirken auch peripher. Sie werden z.B. bei bestimmten Entzündungsvorgängen in Nervenendigungen oder in Entzündungszellen gebildet.

5.2 Rezeptorselektivität einiger stark wirkender Opioide (Hall und Clarke 1991, Hellebrekers 2000, Nolan 2000)

| Opioid | μ | κ | σ | δ | |
|---|---|---|---|---|---|
| Morphin | +++ | +/– | – | +/– | |
| Fentanyl | +++ | – | – | – | |
| Alfentanyl | +++ | – | – | – | Agonisten |
| Pethidin | ++ | +/– | – | – | |
| Methadon | +++ | – | + | | |
| Etorphin | +++ | ++ | | ++ | |
| Buprenorphin | +++ | ++ | ? | +/– | Agonist/Antagonisten Partielle Agonisten |
| Butorphanol | ++ | ++ | – | – | |
| Naloxon | +++ | + | + | + | Antagonisten |

| | |
|---|---|
| Wirkung der Opiat-Agonist-Antagonisten | Der sog. Ceiling-Effekt der Opiat-Agonist-Antagonisten kann folgendermaßen erklärt werden: Die Dosis-Wirkungs-Kurve von z.B. Buprenorphin soll glockenförmig sein, d.h. oberhalb einer bestimmten Schwellendosis soll eine weitere Dosiserhöhung zu einer Verminderung der analgetischen Wirkung führen. Dieses Phänomen scheint aber durchaus speziesspezifisch zu sein und von der angenommenen absoluten Schwellendosis abzuhängen. In üblichen Dosisbereichen ist diese Wirkung klinisch irrelevant (Lascelles 2000, Gaggermeier et al. 2001). |
| Speziesspezifische Organwirkungen der Opiate (nach Booth 1988) | *Wirkungen auf das ZNS:*<br>Eine typische Opiatwirkung ist die ZNS-Depression bei **Hund**, **Affe** und **Mensch**, wogegen **Katze**, **Pferd**, **Wiederkäuer** und **Schwein** nach systemischer Applikation eher exzitatorisch erscheinen. Dies hängt mit der unterschiedlichen Verteilung der jeweiligen Opiatrezeptoren im Gehirn zusammen. Vor allem bei der Katze sind diese exzitatorischen Erscheinungen in erster Linie auf eine Überdosierung zurückzuführen. In niedrigeren Dosierungen können auch bei der Katze bestimmte Opiate analgetische Wirkungen ausüben ohne Exzitationen zu erzeugen (z.B. Buprenorphin).<br>Morphine können bei **Hamstern** einen hohen Grad von Analgesie vermitteln ohne begleitende ZNS- oder Atemdepression. Diese Spezies scheint nur wenige oder gar keine μ- oder δ-Rezeptoren zu besitzen. Wahrscheinlich weist der Hamster eine höhere Anzahl von σ-Rezeptoren auf, über die dann sogar ein Anstieg der Atemfrequenz vermittelt werden kann. |

! Morphine sind streng kontraindiziert bei strychninbedingten und bei epileptoiden Anfällen sowie bei Tetanus bei Hund und Katze.

*Wirkungen auf den Gastrointestinaltrakt (GIT):*
Der emetische Effekt von Opiaten ist ebenfalls speziesspezifisch sehr unterschiedlich ausgeprägt. **Pferde** und **Wiederkäuer** reagieren weder auf zentrale noch auf lokale Emetika (sie scheinen nicht erbrechen zu können), wogegen **Hund** und **Katze** (mit höherer Dosis) sehr gut reagieren.
Morphine verursachen zunächst eine Entleerung des GIT. Dann folgt eine Obstipation. Sie haben einen spasmogenen Effekt (außer Pethidin) auf die GIT-Muskulatur, der durch Atropin teilweise verhindert werden kann. Alle Sphinkteren haben einen spastischen Tonus. Die propulsive Motilität ist herabgesetzt.

*Wirkungen auf die Atmung:*
Morphine sind exzellente Antitussiva. Das Atemzentrum des **Hundes** wird zunächst stimuliert (zunächst Anstieg der Körpertemperatur), danach tritt die Depression mit einem verringerten Minutenvolumen ein. Die $CO_2$-Schwelle ist erhöht.

*Wirkungen auf die Thermoregulation:*
Morphine verursachen Hypothermie bei **Kaninchen, Hunden** und **Affen**, wohingegen bei **Katzen, Wiederkäuer**n und **Pferde**n eher eine Hyperthermie auftritt. Bei **Meerschweinchen, Ratten** und **Mäusen** haben geringe Dosen einen hyperthermen, höhere einen hypothermen Effekt.

*Wirkungen auf das Auge:*
Die Wirkung auf die Pupillengröße ist sehr unterschiedlich. **Affe, Katze, Schaf** und **Pferd** bekommen eine weite, **Hunde, Ratten, Kaninchen** und **Menschen** eine enge „Stecknadelkopf"-Pupille. Die Iris von **Vögeln** spricht nicht an, da die Irismuskulatur quergestreift ist.

*Wirkungen auf das Herzkreislaufsystem:*
Beim narkotisierten **Hund** verursachen i.v.-verabreichte Opiate einen vorübergehenden Abfall des Blutdruckes verbunden mit einem Anstieg der Herzfrequenz. Wegen ihrer vagotonischen und sedativen Wirkungen haben Morphine einen stark protektiven Effekt gegenüber einer ventrikulären Tachykardie.

*Wirkungen auf den Harntrakt:*
Bei längerer Morphinwirkung kann die Urinproduktion durch Freisetzung von ADH reduziert werden. Sie erhöht den Muskeltonus

der Blase in Verbindung mit einem Spasmus des Sphinkters, was den Urinabsatz stören kann.

*Wirkung auf das Immunsystem:*
Enkephaline und Endorphine zählen zu den Immunomodulatoren.

**Die Opioide sind nach klinischen Aspekten in stark wirksame und schwächer wirksame Opioide einzuteilen:**

*Stark wirksame Opioide:*

- Zu den stark wirksamen Opioiden gehören die Opiat-Agonisten Morphin, Pethidin, Levomethadon, Fentanyl und Piritramid, die vor allem als sedative Analgetika in der Anästhesie eingesetzt werden.

- Ebenfalls stark wirksam sind die partiellen Agonisten Butorphanol und Buprenorphin, wobei besonders das Buprenorphin als Agonist-Antagonist in der Anästhesie gleichermaßen als analgetischer Partner in der Neuroleptanalgesie, als Antagonist anderer Opioide und als langwirkendes prä- und postoperatives Analgetikum von großer Bedeutung ist. Es bindet vor allem an den µ-Rezeptor, aber aktiviert ihn nur teilweise.

Butorphanol wirkt wesentlich kürzer als Buprenorphin und zeigt diesem gegenüber keinen Vorteil (Butorphanol ist derzeit in Deutschland nicht zugelassen). Es wirkt als κ-Rezeptor-Agonist und als µ-Rezeptor-Antagonist.

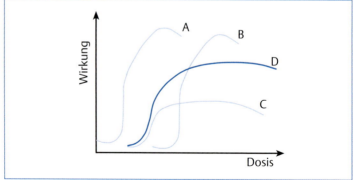

5.1 Dosis-Wirkungskurven von reinen Opioidagonisten, Partiellen Agonisten bzw. Agonist-Antagonisten (beim Menschen) (modifiziert nach Striebel 1999)

A: Reiner Agonist mit hoher Potenz (z.B. Fentanyl), B: Reiner Agonist mit geringerer Potenz (z.B. Morphin), C: Agonist-Antagonist (z.B. Buprenorphin), D: vermuteter Kurvenverlauf für Buprenorphin beim Tier

*Schwächer wirkende Opioide*

Zu den schwächer wirkenden Opioiden gehören Substanzen wie das Pentazocin (FORTRAL®), Tramadol-HCl (TRAMAL®), Pethidin (DOLANTIN®) und Nalbuphin (NUBAIN®).

Diese schwächeren Opioide sind dem Buprenorphin in Bezug auf Wirkdauer und -stärke unterlegen. Sie haben aber in der Tiermedizin durchaus ihren Platz als „steuerbare Analgetika", da sie wegen ihrer kurzen Wirksamkeit weniger kumulieren und daher recht gut im Dauertropf bei stationären Patienten eingesetzt werden können (Gantke in Vorbereitung).

## 5.1.1 Opiat-Agonisten

**Piritramid: DIPIDOLOR®**

Von den Opiatagonisten wird vor allem das Piritramid, da es verhältnismäßig gering atemdepressiv und sedierend wirkt, bei größeren Tieren als stark wirksames Schmerzmittel unter strenger Überwachung von Atemtätigkeit und Allgemeinbefinden eingesetzt. Piritramid sollte beim wachen Tier titrierend, also nach seiner Wirkung auf Kreislauf- und Atemtätigkeit verabreicht werden. Dabei gilt die Reduktion der schmerzbedingten Tachykardie als ein guter Parameter für das Bestehen eines ausreichend analgetischen Zustandes. Cave: Obstipation bei längerer Anwendung (> 1 Tag).

*Piritramid stark wirksames Opioid*

**Piritramid-Dosierung**

Hund: ca. 0,1 mg/kg i.v. oder
0,2 mg/kg s.c. alle 1–2 h
*Dosierung als DTI:*
0,1 (–0,3) mg/kg/h
(39 ml NaCl + 6 ml Piritramid:
1 ml ≙ 1 mg Piritramid)

Es ist nicht für die Behandlung von Tieren zugelassen.

**Levomethadon: L-POLAMIVET®, L-POLAMIDON®, HEPTADON® (Österreich)**

Levomethadon ist ein stark wirkender µ-Agonist (10-mal stärker als Morphin) mit mäßig langer sedativer, aber stark protrahierter (bis zu 5 Stunden) analgetischer Wirkung. Es gilt daher bei vielen Anwendern als ausgezeichnetes postoperativ nachwirkendes Analgetikum.

*Levomethadon stark wirksames Opioid*

Für die Tiermedizin existiert seit fast 50 Jahren das Präparat POLAMIVET®, das eine Präparation aus Levomethadon und der atropinähnlichen Substanz Fenpipramid darstellt. Das POLAMIVET® wird meist in Kombination mit einem Sedativum als Neuroleptanalgesie zur Anästhesie-Grundlage verwendet (Alef et al. 1999). Wegen des langwirksamen Fenpipramid führt eine Nachinjektion von POLAMIVET® zu langanhaltenden Herzfrequenzanstiegen bis hin zur Tachykardie mit den Folgen eines Herzminutenvolumenabfalles.

Nachteilig am POLAMIVET® ist, dass es in der Aufwachphase und auch in dem Zeitraum, in dem es analgetisch nachwirkt, zu stundenlangem Winseln der Tiere führen kann.

### POLAMIVET®-Dosierung

Hund: 0,5–1,0 mg/kg i.v. (+ Acepromazin 0,02 mg/kg i.m. 10 min vor POLAMIVET®)

*Dosierung zur gesonderten p.op. Analgesie:*
0,05 mg/kg s.c. (Wirkdauer ca. 4–6 h)

POLAMIVET® ist in Deutschland für Hund, Schwein und Pferd zugelassen.

Levomethadon ohne den Zusatz von Fenpipramid ist in Österreich für die Tiermedizin als HEPTADON® und in Deutschland für die Humanmedizin als POLAMIDON® im Handel.

**Morphin: MORPHIN-MERCK®, MORPHIN-MUNDIPHARMA®**

*Morphin stark wirksames Opioid*

Morphin ist der Prototyp der Opiate, weswegen häufig auch die Potenz anderer Opioide auf die Wirkstärke des Morphins bezogen wird. Der Haupteffekt des Morphin ist seine schmerzstillende Wirkung bei moderater sedativer Wirkung und mäßiger Atemdepression. Die Herzkreislaufbelastung ist bei leicht herabgesetzter Herzfrequenz und geringer Histaminausschüttung mit mäßiger Blutdrucksenkung bei niedrigen nicht-anästhetischen Dosen unbedeutend. Zur postoperativen Analgesie wird Morphin niedriger dosiert als zur anästhetischen Prämedikation und ist dann auch für die Katze geeignet.

Morphin kann, systemisch verabreicht, eine Analgesie über 4 Stunden hervorrufen.

**Morphin-Dosierung (systemisch)**
Hund: 0,1–0,5 mg/kg i.v. alle 1–4 h
0,5–1,0 mg/kg i.m. alle 2–6 h
0,1–0,5 mg/kg/h i.v. als DTI

Katze: 0,05–0,1 mg/kg i.m., s.c. alle 2–4 h

Morphin kann auch epidural verabreicht werden.

### Epidurale Applikation von Morphin-Hydrochlorid:

Morphin epidurale Verabreichung

Die epidurale Applikation von Morphin hat sich beim Tier bewährt um postoperative Schmerzen zu lindern. Es kann somatische und viszerale Schmerzen vom Hals kaudalwärts bekämpfen. Die epidurale Gabe kann eine lang andauernde, profunde Analgesie über 6–24 Stunden gewährleisten. Es entstehen weder Sedation noch bemerkenswerte Atemdepressionen. Die Patienten können sich normal bewegen. Präemptiv, als Teil einer Allgemeinanästhesie verabreicht, kann die epidurale Morphinapplikation 30–40% des Inhalationsanästhetikums einsparen helfen.

- *Nachteil der epiduralen Analgesie:*
  Da es eine invasive Methode ist, muss auf absolute Sterilität geachtet werden. Die Analgesie setzt erst nach 30–60 min ein. Bei korpulenten Patienten ist es evtl. schwierig, den Epiduralspalt zu treffen. Bisweilen kann die erhoffte Analgesie nicht erreicht werden.

- *Komplikationen:*
  Es kann zu Juckreiz, sowie zu Erbrechen, Oligurie und Atemdepression kommen. Infektionen können auftreten.

- *Technik der epiduralen Applikation:*
  Die epidurale Injektion sollte in Anästhesie vor Beginn der Operation unter sterilen Kautelen durchgeführt werden.
  Der Lumbosakralspalt liegt etwas kaudal einer gedachten Linie zwischen den Darmbeinhöckern. Die Epiduralnadel wird senkrecht in der Medianen eingestochen. Ein leichter Widerstand wird beim Durchstechen der Dura überwunden. Das Injektat muss widerstandslos injiziert werden können. Wenn Liquor aus der Nadel hervorquillt, muss die Kanüle etwas zurückgezogen werden (Kap. 8).

- *Kontraindikationen:*
  Diese Technik sollte bei vorbestehenden neurologischen Erkrankungen und bei starker Obesitas nicht eingesetzt werden.

> **Morphin-Dosierung (epidural)**
> 0,1 mg/kg in 0,2 ml/kg steriler 0,9-%-iger NaCl verdünnt

Es gibt in Deutschland keine für das Tier zugelassene Formulierung.

**Fentanyl**
**stark wirksames Opioid**

**Fentanyl: FENTANYL-Janssen®**

Fentanyl als Injektat wird in der prä- und postoperativen Analgesie nicht eingesetzt, da es zu kurz, stark sedativ und atemdepressiv wirkt.

**Fentanyl-Pflaster**

**Fentanyl-Pflaster: DUROGESIC-Pflaster®:**

- *Vorsichtsmaßnahmen*: Im Gegensatz zum injizierbaren Fentanyl ist das Fentanyl-Pflaster sehr wohl auch beim Tier einsetzbar, in der Veterinärmedizin allerdings nicht zugelassen (kann aber umgewidmet werden).

  > ❗ Der Hersteller warnt vor dem Missbrauch der Pflaster, v.a. wenn Kinder mit pflasterbehandelten Hunden oder Katzen umgehen. Fentanyl-Pflaster sollten daher möglichst nur im Klinikbetrieb eingesetzt werden. Wenn Patienten mit Pflaster nach Hause entlassen werden, so sollte der Besitzer auf alle Gefahren aufmerksam gemacht werden, vor allem die Möglichkeit der versehentlichen Resorption von Fentanyl über die menschliche Haut, wenn ein Pflaster abfällt und mit ihm umgegangen wird.

- *Einsatz* (Paddleford 1999): Der Vorteil des Fentanyl-Pflasters ist, dass es eine gleichmäßige Analgesie über 3–5 Tage verspricht. Beim Hund wird der höchste Plasmaspiegel schon nach 4–8 h erreicht und bleibt über 5 Tage bestehen. Idealer Weise sollte das Fentanyl-Pflaster 12–24 Stunden vor einer Operation angebracht werden, aber auch eine kürzere Zeit präoperativ entspricht dem Prinzip der präemptiven Analgesie. Wenn postoperativ wegen zu spät eingesetztem Pflaster ein Schmerzdurchbruch eintritt, so kann zum Übergang ein Opioid-Agonist wie z.B. Morphin oder Piritramid nach Wirkung eingesetzt werden.

- *Anbringen des Pflasters*: Es sollte bevorzugt am Rücken oder im Nacken angebracht werden. Vorher muss die Haut rasiert, gereinigt und absolut trocken sein. Es muss ein guter Hautkontakt bestehen, damit eine optimale Wirkung eintritt. Dazu sollte man eine gut sitzende, nicht zu feste Bandage anbringen. Man sollte die Bandage aus Sicherheitsgründen markieren, damit jeder weiss, dass sich darunter ein Fentanyl-Pflaster befindet.

- *Langzeitanalgesie*: Bei Erneuerung des Pflasters sollte dieses neben das alte angebracht werden, um seine Fentanylabgabe noch als Übergang nutzen zu können und einen gleichmäßigen Fentanyl-Plasmaspiegel zu gewährleisten.

- *Dosierungen des Fentanyl-Pflasters*: Das Pflaster ist in 4 Freisetzungsgrößen erhältlich, 0,025 mg/h, 0,05 mg/h, 0,075 mg/h und 0,1 mg/h.

**Fentanyl-Pflaster-Dosierung**

| | |
|---|---|
| < 5 kg | 0,025 mg/h |
| *dazu Pflaster umknicken, nicht schneiden, damit nur die Hälfte des Pflasters die Haut berührt* | |
| 5–10 kg | 0,025 mg/h |
| 10–20 kg | 0,05 mg/h |
| 20–30 kg | 0,075 mg/h |
| > 30 kg | 0,1 mg/h |

Fentanyl-Pflaster ist für Tiere nicht zugelassen, kann aber umgewidmet werden.

- *Nebenwirkungen*: Es kann zu geringen Sedationserscheinungen, Ataxien und Dysphorien kommen. Unvorhergesehene Fentanyl-Plasmaspiegelerhöhungen können zu Sedation, Inappetenz und narkoseähnlichen Zuständen führen.

- *Kontraindikationen*: Bei zentraler Atemdepression, erhöhtem oder vermutlich sich erhöhendem intrakraniellem Druck (nach Schädel-Hirn-Trauma), Leber- und Niereninsuffizienz, sowie Fieber (da erhöhte Temperatur die Freisetzungsrate von Fentanyl erhöht) sollte auf diese Art der Analgesie verzichtet werden.

**Tramadol-HCl: TRAMAL®, TRAMADOL-RATIOPHARM®**

Tramadol schwächer wirksames Opioid

Tramadol-HCl ist ein vollsynthetisches Analgetikum mit morphinähnlichen Wirkungen. Es hat nur 1/10 der Potenz von Morphin. Seine Wirkdauer bei parenteraler Gabe liegt bei 2 Stunden. Wegen dieser kurzen Wirkdauer eignet es sich nur zur Dauertropfinfusion.

> **Tramadol-Dosierung als DTI**
>
> Hund: 1 (–3) mg/kg/h (d.h. 40 ml NaCl + 10 ml Tramadol)
> ⇒ 1 ml ≙ 10 mg = 0,1 (–0,3) ml/kg/h (im Dauertropf)

Tramadol ist nicht für die Anwendung am Tier zugelassen.

**Pethidin**
schwächer wirksames Opioid

### Pethidin: DOLANTIN®

Pethidin ist ein synthetisches Opioid mit agonistischer Wirkung, das etwa $^1/_5$–$^1/_{10}$ der Potenz von Morphin aufweist. Bei Hund und Katze hat es eine Wirkdauer von ca. 2 Stunden (bei Wiederkäuer und Pferd nur $^1/_2$ Stunde). In therapeutischen Dosen wirkt es gering sedativ und gering atemdepressiv. Es hat nahezu keine Herzkreislaufwirkung.

Seine anticholinergen Eigenschaften lassen es antiemetisch und spasmolytisch wirken, was es für die Behandlung von Darmkoliken geeignet macht (Nolan 2000). Es verursacht im Gegensatz zu anderen Opioiden (v.a. Fentanyl) keine Spasmen der Gallen- und Pankreasgänge (Lascelles 2000). Wegen seiner kurzen Wirkdauer ist es nur als Sofortanalgetikum vor der Gabe länger und stärker wirkender, aber später anflutender Analgetika geeignet.

> **Pethidin-Dosierung**
>
> Hund: 2,0 – 6,0 mg/kg i.m., s.c. alle 1–2 h (Hellebrekers 2000)
> Katze: 5,0–10,0 mg/kg i.m., s.c. alle 2–3 h (Mathews 2000)

Pethidin ist nicht für die Anwendung am Tier zugelassen.

---

**Merkzettel zur Anwendung reiner Opiat-Agonisten**

- Depression von ZNS und Atmung, evtl. Exzitationen, Kreislaufreaktionen gering, Bradykardie
- Erbrechen, Defäkation, Konstipation/Obstipation
- Toleranz, physische Abhängigkeit (nach 3 Tagen, bei unregelmäßiger Applikation)
- Hypotension (bei i.v.-Gabe), Hypothermie (bei wiederholter Gabe)
- verzögerte Rekonvaleszenz
- evtl. Maskierung früher p.op.-Komplikationen
- Gefahr der Druckerhöhung in ZNS und Auge (Atemdepression → Hyperkapnie → cerebrale Vasodilatation)
- kein Ceiling-Effekt (Dosis kann an Wirkung angepasst werden; je mehr Substanz, desto stärkere Analgesie)

## 5.1.2 Opiat-Agonist-Antagonisten

**Buprenorphin: TEMGESIC®**

Wegen seiner langen Wirkdauer (8–12 Stunden) und seiner ausgeprägten analgetischen Wirkung (etwa 25x stärker als Morphin und ca. 3x schwächer als Fentanyl) ist der Opiat-Agonist-Antagonist das bedeutendste unter den derzeit in Deutschland zugelassenen Opioid-Analgetika zur perioperativen Schmerzbekämpfung. Allerdings ist der Wirkungseintritt mit 20–30 min relativ langsam.

Es fungiert als partieller µ-Agonist. Die lange Wirkdauer von Buprenorphin liegt an der außerordentlich festen Bindung an den Opiatrezeptor, der auch eine Antagonisierung durch einen potenten Antagonisten, wie das Naloxon, fast unmöglich macht. Mit Buprenorphin ist nur ein bestimmtes Ausmaß der Schmerzlinderung erreichbar. D.h. eine gewisse obere Grenze der Analgesie ist nicht überschreitbar (Ceiling-Effekt), sondern es kommt bei Erhöhung der Dosis durch Eigenantagonisierung sogar zur Reduktion der analgetischen Wirkung (Gaggermeier et al. 2001). Die Analgesie kann dann nur durch die Kombination mit einem Nicht-Opioid-Analgetikum verstärkt werden. Dies tritt unter klinischen Bedingungen allerdings selten auf.

Buprenorphin eignet sich zur perioperativen Analgesie und auch als weitgehender Antagonist der atemdepressiven und sedativen Eigenschaften anderer Opiate. Die Dosierung als Antagonist entspricht der für die anderen Indikationen.

> **Buprenorphin-Dosierung**
> Hund: 0,01–0,02 mg/kg KGW i.v., i.m., s.c.
> Katze: 0,005–0,01 mg/kg KGW i.m.

Buprenorphin eignet sich als analgetischer Partner in einer neuroleptanalgetischen (NLA) Prämedikation:

> **Neuroleptanalgesie-Dosierung**
> Hund: Acepromazin 0,02 mg/kg i.m.
> Buprenorphin 0,01 mg/kg i.m. (in Mischspritze)
> Katze: Acepromazin 0,05–0,1 mg/kg i.m.
> Buprenorphin 0,007 mg/kg i.m. (in Mischspritze)

Buprenorphin ist in Deutschland zur Behandlung von Tieren nicht zugelassen.

*Buprenorphin Opiat-Agonist-Antagonist stark wirksam*

*Neuroleptanalgesie*

## Butorphanol
**Opiat-Agonist-Antagonist**
**stark wirksam**

### Butorphanol: MORPHASOL® (Schweiz), TORBUTROL® (USA)

Butorphanol ist wie Buprenorphin ein partieller Opiat-Agonist-Antagonist. Seine analgetische Potenz ist etwas geringer als die von Buprenorphin. Die analgetische Wirkzeit beträgt etwa 2–4 Stunden, was es dem Buprenorphin unterlegen macht. Allerdings hält die sedative Wirkung länger als die analgetische an. Butorphanol wird auch wegen seines hervorragenden antitussiven Effektes verwendet und ist – neben Metamizol – Mittel der Wahl bei Kolikschmerzen.

**Butorphanol-Dosierung**

| | |
|---|---|
| Hund: | 0,1–0,5–1,0 mg/kg i.v., i.m., s.c., p.o. alle 1–2 h |
| Katze: | 0,1–0,3–0,8 mg/kg i.v., i.m., s.c. alle 2–6 h |
| Kaninchen: | 0,5 mg/kg s.c. alle 4–6 h |
| Maus: | 5,4 mg/kg s.c. (Flecknell 1984) |
| Maus, Hamster: | 1–5 mg/kg s.c. alle 6 h |
| Ratte: | 0,5–2 mg/kg s.c. alle 6 h |
| Vögel: | 1–4 mg/kg i.m. |

Butorphanol ist auf dem deutschen Arzneimittelmarkt nicht zugelassen und demgemäß nicht erhältlich. Es ist in der Schweiz unter dem Namen MORPHASOL® für Hund und Katze zugelassen.

## Pentazocin
**Opiat-Agonist-Antagonist**
**schwächer wirksam**

### Pentazocin: FORTRAL®

Pentazocin ist ein Benzomorphonopioid mit agonistischen und antagonistischen Wirkeigenschaften. Es hat ca. $1/3$ der Potenz von Morphin.

Pentazocin erzeugt nur eine geringe ZNS-Dämpfung. Das Herzkreislaufsystem wird ebenfalls nur unbedeutend beeinflusst. Es besteht eine leichte atemdepressive Wirkung.

**Pentazocin-Dosierung**

Hund: 1,5–3,0 mg/kg i.m., s.c. alle 2 h
3,0–5,0 mg/kg p.o. alle 4–6 h

Pentazocin ist für Tiere nicht zugelassen.

## Nalbuphin
**Opiat-Agonist-Antagonist**
**schwächer wirksam**

### Nalbuphin: NUBAIN®

Nalbuphin ist ein Opioid mit agonistisch-antagonistischen Eigenschaften. Es wirkt am µ-Rezeptor antagonistisch und vermittelt die Analgesie über den κ-Rezeptor. Auch das Nalbuphin eignet

### 5.3 Dosierung der Opioide bei Hund, Katze, Kaninchen, Nager und Vogel in mg/kg

| Substanz | Hund | Katze | Kaninchen | Ratte | Meerschweinchen | Maus | Hamster | Vogel |
|---|---|---|---|---|---|---|---|---|
| Buprenorphin | 0,01–0,02 i.v., i.m., s.c. | 0,005–0,01 i.m., s.c. | 0,01–0,05 s.c., i.m., i.v. | 0,01–0,05–0,1 s.c. | 0,05–0,1 s.c. | 0,05–0,1 s.c., i.p. | nicht empfehlenswert | 0,25–0,5 i.m. |
| Butorphanol | 0,1–0,5–1,0 i.v., i.m., s.c. alle 1–2 h | 0,1–0,3–0,8 i.v., s.c., i.m. alle 2–6 h | 0,5 s.c. alle 4–6 h | 0,5–2,0 s.c. alle 6 h | | 1–5 s.c. alle 6 h | 1–5 s.c. alle 6 h | 1,0–4,0 i.m. alle 2 h |
| Fentanyl-Pflaster | 5–10 kg: 0,025 mg/h 10–20 kg: 0,05 mg/h 20–30 kg: 0,075 mg/h ab 30 kg: 0,1 mg/h | wie Hund | | | | | | |
| L-Methadon | 0, 05 s.c. alle 4–6 h | | | | | | | |
| Morphin | 0,1–0,5 i.v. alle 1–4 h, 0,5–1,0 i.m. alle 2–6 h, 0,1–0,5/h i.v. als DTI 0,1 in 0,2 ml/kg NaCl epidural | 0,05–0,1 i.m., s.c. alle 2–4 h | | | | | | |
| Nalbuphin | 0,5–2,0 s.c., i.m. alle 2–3 h | | | | | | | |
| Pentazocin | 1,3–3,0 i.m., s.c. alle 2 h, 3,0–5,0 p.o. alle 4–6 h | | | | | | | |
| Pethidin | 2,0–6,0 i.m., s.c. alle 1–2 h | 5,0–10,0 i.m., s.c. alle 2–3 h | | | | | | |
| Piritramid | 0,1 i.v. alle 1–2 h 0,2 s.c. alle 2 h 0,1 (–0,3)/h als DTI | | | | | | | |
| Tramadol | 1(–3)/h DTI | | | | | | | |

sich wegen seiner kurzen Wirkdauer nur zur Dauertropfinfusion, ähnlich wie Tramadol.

> **Nalbuphin-Dosierung**
>
> Hund: 0,5–2 mg/kg s.c., i.m. alle 2–3 h

Nalbuphin ist nicht für das Tier zugelassen.

**Merkzettel zur Anwendung von Opiat-Agonist-Antagonisten**

- relativ sicher (aber auch Atemfrequenz und -tiefe sind verändert, Herzfrequenz und Blutdruck sinken leicht)
- kein oder nur geringes Suchtpotential
- hohe Rezeptoraffinität (deshalb kaum durch Naloxon aus der Bindung zu drängen)
- Herabsetzen der Darmmotilität, bisweilen Obstipation
- Qualität und Dauer der Analgesie können zwischen Substanz und Spezies variieren
- Ceiling-Effekt (ab bestimmter Dosis keine Zunahme der Analgesie, sondern nur Zunahme der Nebenwirkungen)

## 5.2 Opiat-Antagonisten

**Naloxon**
**Opiat-Antagonist**

**Naloxon: NARCANTI VET®**

Naloxon wird meist zum Aufheben agonistischer Wirkung und bei relativer oder absoluter Opiat-Überdosierung eingesetzt (z.B. Fentanyl-Pflaster). Naloxon ist ein reiner Opiat-Antagonist, ohne agonistische Wirkung. Es hebt sowohl die analgetische, wie auch die atemdepressive und sedative Wirkung der gebräuchlichen Opiat-agonisten vollständig auf.

> [!] Die Wirkung von Buprenorphin kann durch Naloxon nur schwer aufgehoben werden!

Die Halbwertszeit von Naloxon beträgt nur 15–45 Minuten, sodass es zu einem erneuten Besetzen der Opiatrezeptoren durch den noch vorhandenen Agonisten kommen kann (Rebound-Effekt). Naloxon muss also zur Verhinderung dieses Rebound-Effektes nachinjiziert werden. Durch i.m.- oder s.c.-Gabe eines Teils der Naloxondosis, kann die Wirkung auf $1^1/_2$–2 h verlängert werden.

Naloxon hebt die Analgesie vollständig auf!

Man sollte daher, bei vermutlich fortbestehenden Schmerzen, möglichst vor dem Einsatz von Naloxon, ein Nicht-Opiat-Analgetikum (z.B. Metamizol, NSAID) verabreichen.

**Naloxon-Dosierung**

0,003–0,03 mg/kg i.v., i.m., s.c.
*Nachdosierung jederzeit in beliebiger Dosierung möglich*

Naloxon ist als NARCANTI-VET® auch für die Tiermedizin in Deutschland zugelassen.

### Diprenorphin: REVIVON®

Diprenorphin ist ein sehr starker Opiat-Antagonist, der vor allem zum Aufheben der Wirkung der hochwirksamen Opiate Etorphin und Carfentanyl (nur zur Anästhesie bei **Wild-** und **Zootieren** verwendet) eingesetzt wird. Die Halbwertszeit von Diprenorphin beträgt 2–3 Stunden, sodass ein Rebound-Effekt (z.B. nach oraler Aufnahme eines Fentanyl-Pflasters) weitgehend verhindert werden kann. Diprenorphin hat partiell agonistisch halluzinogene Eigenschaften.

*Diprenorphin Opiat-Antagonist*

**Diprenorphin-Dosierung**

0,27 mg/kg langsam i.v.

Diprenorphin ist in Deutschland nicht zugelassen.

## 5.3 Nicht-Opiat-Analgetika

Die Nicht-Opiat-Analgetika sind einzuteilen entweder rein chemisch in Carboxylsäuren und Enolsäuren (Tab. 5.4) oder nach ihrer klinischen Hauptindikation in Antipyretika und Nicht-steroidale Antiphlogistika (NSAIDs).

5.4 Einteilung der Nicht-Opiate

| Carboxylsäuren | | | | Enolsäuren | |
|---|---|---|---|---|---|
| Salizylsäuren | Essigsäuren | Propionsäuren | Fenaminsäuren | Pyrazole und Pyrazolone | Oxicame |
| Acetyl-Salizyl-Säure | Diclofenac Indomethacin | Ketoprofen Ibuprofen Carprofen | Meclofenaminsäure Tolfenaminsäure Flunixin-Meglumin | Phenylbutazon Metamizol | Piroxicam Meloxicam |

Zu den „Nicht-steroidalen, zentral und peripher wirkenden Antipyretika" gehören die Salizylate (Acetyl-Salizyl-Säure), die Paraaminophenol-Derivate (Paracetamol) und die Pyrazolone (Metamizol). Sie wirken schmerzlindernd, fiebersenkend und nur sehr gering entzündungshemmend.

### 5.3.1 Antipyretika

**Acetyl-Salizyl-Säure Antipyretikum**

**Acetyl-Salizyl-Säure (ASS): z.B. ASPIRIN®**

Die ASS ist ein recht potentes Analgetikum mit speziesspezifisch sehr unterschiedlicher Wirkdauer. Die wichtigsten Nebenwirkungen von ASS sind Magen-Darm-Irritationen und eine irreversible Hemmung der Aggregationsfähigkeit der Thrombozyten, was eine Blutgerinnungsverzögerung bis zur Neosynthese der Thrombozyten (ca. 1 Woche lang) zur Folge hat (nicht beim Schaf, Spanos 1993). Die gastro-intestinalen Nebenwirkungen können zu massiven diarrhoischen Erscheinungen bis hin zu Ulzera und Blutungen führen. Die Thrombozytenaggregationshemmung erhöht enorm die Gefahr postoperativer Blutungen.

CAVE! Ihr Einsatz prä- (1–2 Wochen vorher!) oder intraoperativ ist kontraindiziert!

Sie kann thromboembolische Krankheitszustände bei der Katze verhindern (75 mg/Katze/Tag p.o. laut Allen et al. 1985, bzw. 90 mg/Katze/2x pro Woche laut Greene 1985).

Zusätzlich wirkt ASS bei erhöhter Körpertemperatur antipyretisch, bei der Ratte verursacht sie eine Hypothermie, wenn sie unter Normaltemperatur appliziert wird (Booth 1988).

> **ASS-Dosierung**
>
> Hund: 25 mg/kg oral (Tropfen oder Tabletten)
> 10 mg/kg *langsam* i.v. alle 6–8 h
> Katze: 10–25 mg/kg oral alle 24–36–48 h
> Ratte: 100 mg/kg p.o. alle 24 h
> Maus: 120–300 mg/kg p.o. alle 24 h

ASS ist zur Behandlung von Tieren nicht zugelassen.

**Metamizol Antipyretikum**

**Metamizol bzw. Dipyrone (USA, UK): z.B. VETALGIN®, NOVALGIN®, NOVAMINSULFON®, BARALGIN®**

Metamizol ist ein potentes Analgetikum, das zentral und peripher angreift. Es hat eine Wirkdauer zwischen 4 und 6 Stunden. Es wirkt wie alle Vertreter dieser Pharmakagruppe fiebersenkend und zusätzlich spasmolytisch auf glatte Muskelzellen. Die Indikationen für Metamizol sind: Schmerzen aller Art und besonders spastische Koliken, sowie Neuralgien. Es kann oral, rektal, i.v., oder i.m. verabreicht werden. Die Nebenwirkungen sind gering.

Bei i.v.-Applikation muss auf langsame Injektion geachtet werden, da es dabei zu schockähnlichen Erscheinungen und durch die Abnahme des Gefäßtonus zum massiven Blutdruckabfall kommen kann. Die in der Humanmedizin gefürchtete, aber ebenso wie unter anderen Analgetika sehr selten auftretende Nebenwirkung der Agranulozytose (Maier 1997), ist in der Veterinärmedizin bislang nicht beschrieben.

Es soll nicht in Kombination mit Barbituraten oder Phenylbutazon gegeben werden, da es mit dem mikrosomalen Enzymsystem interagiert (Booth 1988).

Bei der Katze kommt es häufig nach oraler oder intravenöser Applikation zu starkem Speichelfluss mit Schaumbildung (nicht bei Applikation in Narkose!), was den alternativen Einsatz anderer Analgetika (z.B. Tolfedine, Carprofen, Buprenorphin) indiziert. Metamizol-Präparate, die einen Zusatz von Benzylalkohol oder Phenol enthalten, sind für Jungtiere aller Spezies und Katzen toxisch!

**Metamizol-Dosierung**

Hund: 20–50 mg/kg langsam i.v. oder 1–2 Tropfen/kg oral
*ebenso für die meisten Spezies*

Metamizol ist als VETALGIN® derzeit für die Behandlung von Kleintieren zugelassen und kann noch für lebensmittelliefernde Tiere umgewidmet werden.

Im Handel ist ein Kombinationspräparat Scopolamin mit Metamizol erhältlich (BUSCOPAN COMPOSITUM®). Es sollte nicht als Analgetikum per se eingesetzt werden, sondern lediglich als Spasmolytikum mit schwach analgetischer Komponente. Bei Einsatz von BUSCOPAN COMPOSITUM® als Analgetikum treten zu starke Nebenwirkungen (z.B. paralytischer Ileus) auf.

**Para-Amino-Phenol-Derivate (PAP) Anilin-Derivate**
**z.B. Phenacetin, Paracetamol: BENURON®; TREUPEL®**

Phenacetin, Paracetamol Antipyretika

⚠ Diese, in jeder humanen Hausapotheke anzutreffenden Pharmaka, wirken beim Hund nicht oder nur sehr kurz. **Bei der Katze und bei Junghunden sind sie toxisch**
(Hebel et al. 1978)!

Es verursacht im Vergiftungsfalle eine Hypoxie durch Methämoglobinbildung in Verbindung mit Anämie, Hämoglobinurie und Ikterus. Ein spezifisches Antidot stellt Acetylcystein dar

(70–140 mg/kg p.o. oder i.v. ca. alle 4–5 h). Diese Therapie nützt nur in den ersten 10 Stunden nach der Aufnahme (Booth 1988).

Der Einsatz von PAP-Derivaten ist in der Tiermedizin infolgedessen zumindest unüblich und eigentlich nicht indiziert! Sie sind nicht zugelassen.

 5.5 Dosierung der Antipyretika bei Hund, Katze, Kaninchen, Nager und Vogel

| Substanz | Hund | Katze | Kaninchen | Ratte | Meerschweinchen | Maus | Hamster | Vogel |
|---|---|---|---|---|---|---|---|---|
| ASS | 25 p.o. 10 langsam i.v. alle 6–8 h | 10–25 p.o. alle 24–36 h | | 100 p.o. alle 24 h | | 120–300 p.o. alle 24 h | | |
| Metamizol | 20–50 langsam i.v. alle 4 h | 20–50 langsam i.v., i.m. alle 6 h | 20–50 langsam i.v., i.m. alle 4 h | 2 Trpf. p.o. alle 6 h | 2 Trpf. p.o. alle 6 h | $1/2$ Trpf. p.o. alle 6 h | 1 Trpf. p.o. alle 6 h | 1 Trpf. p.o. alle 6 h |

---

**Merkzettel zum Gebrauch von Antipyretika (z.B. Metamizol)**

- Metamizol muss bei i.v.-Gabe sehr langsam verabreicht werden.
- gute antipyretische und spasmolytische, geringe antiinflammatorische Eigenschaften
- keine Kontraindikationen beim Tier

Als Nachteile können gelten:
- kurze Wirkdauer (5–6 h)
- Schaumiger Speichel bei der Katze

---

### 5.3.2 Nicht-steroidale-Antiphlogistika (NSAIDs)

Die **N**on-**S**teroidal **A**ntiinflammatory **D**rugs (**NSAIDs**), in der humanmedizinischen Literatur heutzutage **N**icht**s**teroidale **A**ntirheumatika (**NSARs**) genannt, sind peripher wirkende Substanzen. Sie greifen vor allem in das Entzündungsgeschehen ein, indem sie als Cyclooxygenase-Hemmer die Bildung von Prostaglandinen, die die Nozizeptoren sensibilisieren und als Entzündungsmediatoren gelten, inhibieren. Allerdings wird ihnen heutzutage auch ein zentraler analgetischer Effekt zugeschrieben (Paddleford 1999).

Die Nebenwirkungen der NSAIDs bestehen vor allem im Auslösen gastro-intestinaler Symptome, die von Inappetenz und Erbrechen bis hin zum Magen-Darmulkus und hämorrhagischer Enteritis reichen. Es kann auch zur renalen Dysfunktion oder zu Blutungen kommen. Die Verträglichkeit der NSAIDs ist nach heutiger Kenntnis abhängig von der Art ihres Eingreifens in den Prostaglandinstoffwechsel: Die Cyclooxygenase (COX) kommt im Organismus als COX 1 und COX 2 vor. COX 1 fungiert als physiologisches Stoffwechselenzym und ist für die Modulation des Blutflusses der Niere und die Synthese des Magenschleimes zuständig, während COX 2 in erster Linie im pathologischen Fall auftritt und vor allem für die gastro-intestinalen Nebenwirkungen verantwortlich sein soll, indem es zur Prostaglandinsynthese führt. Das Maß der Verträglichkeit eines NSAID scheint die Inhibitionspotenz gegen COX 2 zu sein.

Einige NSAIDs blockieren zusätzlich die Lipoxygenaseaktivität. Lipoxigenase verwendet Arachidonsäure, um Leukotriene als Entzündungsmediatoren zu produzieren. Leukotriene sind an der Ulkusentstehung durch NSAIDs maßgeblich beteiligt.

Durch diesen Wirkmechanismus ist potentiell mit einem Einfluss auf die Wundheilung zu rechnen. Allerdings konnten intensive experimentelle Wundheilungsuntersuchungen keinen klinisch relevanten Effekt nachweisen (Fürst 1999, Krahl 2001, Pitschi 2001).

NSAIDs können die Prostaglandinsynthese aber auch im Rückenmark (McCormack 1994), sowie nozizeptive Prozesse auf höherer Ebene im Nervensystem unterdrücken (Gelgor et al. 1992).

NSAIDs der neueren Generation, die auf ein günstiges COX 1/COX 2-Verhältnis (bis zu einem tausendfach höheren Verhältnis) abzielen, sind die in Deutschland in der Tiermedizin zugelassenen Substanzen Carprofen, Flunixin-Meglumin, Meloxicam und Tolfenaminsäure. Sie besitzen durch ihre hohe Spezifität gegenüber COX 2 eine verstärkte analgetische Wirksamkeit und durch ihre geringe Spezifität gegenüber COX 1 weniger toxische Nebenwirkungen.

NSAIDs zeigen eine gute Penetrationsfähigkeit speziell in entzündetes Gewebe.

! Prinzipiell sollten NSAIDs nicht miteinander oder mit Kortikosteroiden kombiniert werden.

## Carprofen: RIMADYL®

Carprofen
NSAID

Carprofen wird zu Behandlung von postoperativen Schmerzen, Entzündungen und entzündlichen Schwellungen, akuten und chronischen Erkrankungen des Bewegungsapparates und auch von Fieber empfohlen. Auch eine jahrelange Applikation von Carprofen bei Arthritiden soll nur äußerst selten zu gastro-intestinalen Störungen führen. Erfahrungsgemäß ist die Verabreichung auch bei anderen schmerzhaften Entzündungsgeschehen, z.B. Analbeutel-, Ohren-, Haut- oder Zahnentzündungen, oder im Rahmen von schmerzhaften Abszessen als Zusatztherapeutikum sinnvoll.

Kontraindikationen für Carprofen stellen sehr junge Patienten (< 6 Wochen) sowie dehydrierte Tiere und Tiere im Schock dar.

### Carprofen-Dosierung

| | |
|---|---|
| Hund: | 4,0 mg/kg i.m., i.v., s.c., p.o. alle 24 h, aber auch 2,0 mg/kg alle 12 h evtl. sinnvoll |
| Katze: | 4,0 mg/kg i.v., i.m., s.c., p.o. Erfahrungsgemäß kann Carprofen bei der Katze mit 2,0 mg/kg pro Tag über 3–5 Tage verabreicht werden. Als Langzeittherapie sind 2,0 mg/kg alle 3 Tage ausreichend |
| Nager: | 4–5 mg/kg s.c. alle 24 h |
| Kaninchen: | 4–5 mg/kg s.c. alle 24 h |

Carprofen ist in Deutschland unter dem Handelsnamen RIMADYL® für den Hund zugelassen, in anderen Ländern auch für Katze, Rind und Pferd.

RIMADYL® steht als Injektionslösung und Tabletten zur Verfügung und ist nun auch für die präoperative Anwendung zugelassen.

## Diclofenac NSAID

**Diclofenac: VOLTAREN®**

Diclofenac wird in Übertragung von guten Ergebnissen aus der Humanmedizin leider häufig beim Hund v.a. vom unkundigen Besitzer eingesetzt. Es kommt dabei in vielen Fällen bereits nach 1–2-tägigem Einsatz zu schweren gastrointestinalen Nebenwirkungen bis hin zum blutenden Ulkus.

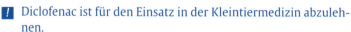 Diclofenac ist für den Einsatz in der Kleintiermedizin abzulehnen.

## Etodolac NSAID

**Etodolac: LODINE® (Schweiz), ETOGESIC® (USA)**

Dieses Präparat ist in der Schweiz für den Menschen zugelassen und als Tabletten zu 200, 300 und 600 mg/Tablette im Handel. Es soll auch beim Hund gute analgetische Eigenschaften haben.

### Etodolac-Dosierung
Hund: 10–15 mg/kg p.o. alle 24 h

### Flunixin-Meglumin: FINADYNE®

Flunixin-Meglumin eignet sich besonders zur Behandlung akuter und chronischer Schmerzen beim Hund. Erfahrungsgemäß kann es genauso bei der Katze eingesetzt werden.

Es ist generell zur Behandlung von endotoxämischen bzw. septikämischen Schockereignissen zugelassen. Die Nebenwirkungen liegen wiederum in einer vermehrten gastrointestinalen Belastung (bis hin zum Teerstuhl) und einer gewissen Nephrotoxizität (Paddleford 1999). Die Patienten sollten gut hydriert sein. Eine Ulkusprophylaxe muss erwogen werden.

Flunixin-Meglumin NSAID

### Flunixin-Meglumin-Dosierung
Hund: 0,5–1 mg/kg/d über 3 Tage, i.v., s.c., p.o.
 (*bei Endotoxin-Schock 2x täglich*)
Katze: 0,125–0,25 mg/kg 2x täglich s.c.

FINADYNE® ist in Deutschland für die Anwendung bei Hund, Rind und Pferd zugelassen.

### Ketoprofen: ROMEFEN®

Ketoprofen ist ein NSAID der neueren Generation und sowohl als Injektat, als auch als Tabletten erhältlich. Es besitzt eine recht kurze Halbwertszeit von 2–3 Stunden und wirkt als COX- und als Lipoxygenaseinhibitor. Es wird bei akuten und chronischen Schmerzen nach Weichteil- und auch orthopädischen Operationen, besonders aber nach Augenoperationen empfohlen. Die Nebenwirkungen bestehen vor allem in einer Nephrotoxizität, Blutungsneigung und gastrointestinalen Belastung.

Ketoprofen NSAID

### Ketoprofen-Dosierung
Hund: akuter Schmerz: 1–2 mg/kg i.v., i.m., s.c.
 chronischer Schmerz: initial 1–2 mg/kg/d p.o.
  dann 0,5–1 mg/kg/d p.o. über 3–5 Tage
Katze: initial 1–2 mg/kg s.c., p.o.
 dann 0,5–1 mg/kg/d p.o.

ROMEFEN® ist in Deutschland für die Anwendung bei Hund, Pferd und Rind zugelassen.

## Meclofenaminsäure NSAID

### Meclofenaminsäure: APIREL®

Meclofenaminsäure wird bei allen akuten und chronischen Beschwerden des Bewegungsapparates und auch bei Weichteilentzündungen des muskulären Systems eingesetzt. Sie wirkt analgetisch, antiinflammatorisch und antipyretisch.

**Meclofenaminsäure-Dosierung**
Hund: 1,1 mg/kg/d p.o. im Futter, über maximal 5–7 Tage

Es ist nur für die Anwendung beim Pferd und beim Hund zugelassen.

## Meloxicam NSAID

### Meloxicam: METACAM®

Meloxicam wird zur Behandlung von Schmerzen aller Art empfohlen. Es ist auch für die präoperative Schmerztherapie zugelassen. Es weist ein günstiges COX 1/COX 2-Verhältnis auf. Auch die gastro-intestinalen Nebenwirkungen sollen verhältnismäßig gering sein. Allerdings existieren Berichte, nach denen Meloxicam die Wundheilung an zugbelasteten Operationswunden stört (Grosse et al. 1999).

**Meloxicam-Dosierung**
Hund: 0,1 mg/kg 1x tägl., p.o., s.c., i.v.
Katze: 0,2 mg/kg 1x tägl., 0,1 mg/kg ab 2. Tag
Kaninchen: 0,2 mg/kg 2x tägl.
Ratte: 0,2 mg/kg 1x tägl.
Die p.o. Applikation ist zeitlich unbegrenzt möglich
Diese Dosierungen können einmalig als Startdosis auch verdoppelt werden!

Meloxicam ist für die Anwendung bei Rind und Hund zugelassen.

## Nifluminsäure NSAID

### Nifluminsäure: FELALGYL®

Nifluminsäure wird bei Entzündungserscheinungen und allgemein bei Erkrankungen des Bewegungsapparates eingesetzt.

**Nifluminsäure-Dosierung**
Katze: 1–2 Tbl. 2x tgl. über 3–5 Tage (max. 10–15 Tage), Wiederholung nach 2–3 Wochen möglich

FELALGYL® ist in Frankreich für die Anwendung bei der Katze zugelassen.

## 5.3.2 Nicht-steroidale-Antiphlogistika (NSAIDs)

**Phenylbutazon: z.B. TOMANOL®, PHENYLARTHRIT®**

*Phenylbutazon NSAID*

Phenylbutazon gehört zu einer frühen Generation der NSAIDs. Es gilt als antipyretisch und antiinflammatorisch wirksam und ist für chronische Erkrankungen des Bewegungsapparates indiziert. Seine Nebenwirkungen sollen v.a. in einer Belastung der Leber, Speicheln, Erbrechen, Durchfall und Knochenmarkdepression liegen. Bei schneller i.v.-Injektion kann es zum Kreislaufkollaps und zur Temperatursenkung kommen.

Vor Applikation von Phenylbutazon sollte ein etwaiger Volumenmangel unbedingt behandelt werden. Aufgrund seines Nebenwirkungsspektrums und der vorhandenen Alternativen ist es kein Mittel der ersten Wahl.

**Phenylbutazon-Dosierung**

Hund: 5–10 mg/kg langsam i.v., i.m.,
20–60 mg/kg/d p.o.,
danach reduzieren,
maximal 800 mg/Tier/Tag,
maximal über 2 d i.v.,
Fortführung p.o.

Es ist derzeit in Deutschland für die Anwendung bei Hund und Pferd zugelassen.

**Piroxicam: FELDEN®, FELDENE® (USA)**

*Piroxicam NSAID*

Piroxicam ist in den USA als 10 mg Kapsel im Handel. Es wird als besonders gut wirksam für Entzündungsschmerzen im Bereich der Harnwege beschrieben.

**Piroxicam-Dosierung**

Hund: 0,3 mg/kg p.o. alle 48 h

**Tepoxalin: ZUBRIN®**

*Tepoxalin NSAID*

Es ist ein COX 2- und ein 5-Lipoxygenase-Hemmer mit kurzer Plasmahalbwertszeit. Allerdings sind seine Metaboliten ebenfalls COX-Inhibitoren, sodass eine einmalige Applikation pro Tag ausreichend ist. Es ist indiziert für akute schmerzhafte Muskel- und Skeletterkrankungen bzw. für akute Schübe chronischer Entzündungen.

Das Neue an diesem Präparat ist die Formulierung als orales Lyophilisat, d.h. die Tablette löst sich bei Kontakt mit der feuchten Schleimhaut sofort auf und muss zur wirksamen Resorption vom

Tier damit nicht abgeschluckt werden. Evtl. Interaktionen mit Substanzen, die ebenfalls eine starke Plasmaproteinbindung eingehen, sind zu bedenken.

**Tepoxalin-Dosierung**
Hund: 10 mg/kg/d p.o.

Tepoxalin soll Mitte 2001 als orale Präparation für den Hund, später auch für die Katze auf den deutschen Markt kommen. Es wird für den Hund als Tabletten zu 30, 50, 100 und 200 mg orales Lyophilisat angeboten werden.

## Tolfenaminsäure (Fenamate) NSAID

**Tolfenaminsäure, Fenamate: TOLFEDINE®**

Die Fenamate sind NSAIDs, die vor allem zur Behandlung akuter Schübe von chronischen Erkrankungen des Bewegungsapparates beim Hund und zur symptomatischen Fiebersenkung bei der Katze empfohlen werden. Nach Erfahrung der Autoren hat es sich auch als gutes Schmerzmittel bei der Katze bewährt.

Als Gegenanzeigen gelten Herzkreislauf-, Leber- und Nierenerkrankungen, erosive Erkrankungen des Magen-Darm-Traktes, Störungen der Blutbildung sowie Trächtigkeit, als Nebenwirkung vor allem gastro-intestinale Störungen und ein gesteigerter Durst und/oder eine vermehrte Harnausscheidung.

**Tolfedine-Dosierung**
Hund, Katze: 4,0 mg/kg/d über 3 Tage, s.c., p.o.

TOLFEDINE® ist das einzige, derzeit in Deutschland für die Katze zugelassene NSAID.

## Vedaprofen NSAID

**Vedaprofen: QUADRISOL®**

Vedaprofen wird zur Entzündungshemmung und Schmerzlinderung bei Erkrankungen des Bewegungsapparates und bei Gewebstraumen (Prellungen und chirurgisch bedingte Traumen) verwendet. Bei chirurgischen Eingriffen soll es mindestens 3 Stunden vor der Operation prophylaktisch verabreicht werden. Es ist in Gel-Form im Handel.

**Vedaprofen-Dosierung**
Hund: 0,5–1,0 mg/kg p.o. über 5 Tage

Es ist nur für die Anwendung beim Pferd und Hund zugelassen.

### 5.3.2 Nicht-steroidale-Antiphlogistika (NSAIDs)

**5.6** Dosierung der NSAIDs bei Hund, Katze, Kaninchen, Nager und Vogel in mg/kg

| Substanz | Hund | Katze | Kaninchen | Ratte | Meer-schwein-chen | Maus | Hamster | Vogel |
|---|---|---|---|---|---|---|---|---|
| **Carpro-fen** | 4,0 i.v., i.m., p.o., s.c. alle 24 h, oder 2 alle 12 h | 4,0 i.v., i.m., p.o., s.c. alle 24 h, oder 2 alle 12 h | 4,0–5,0 i.v., s.c. alle 24 h | 4,0–5,0 s.c. alle 24 h | 4,0 s.c. alle 24 | 5,0 s.c. alle 24 h | 4,0 s.c. alle 24 h | 4,0–6,0 i.m. alle 24 h |
| **Etodolac** | 10,0–25,0 p.o. alle 24 h | | | | | | | |
| **Flunixin-Meglu-min** | 0,5–1,0 i.v., i.m., s.c., p.o. alle 24 h über max. 3d, bei Endotoxin-Schock alle 12 h | 0,125–0,25 s.c. alle 12 h über max. 3d | | 1,0 s.c. alle 24 h | | | | |
| **Ketopro-fen** | 1,0–2,0 i.v., i.m., s.c. alle 24 h, ab 2.d 0,5–1,0 p.o. über 3–5d | 1,0–2,0 s.c., p.o., dann 0,5–1,0 p.o. alle 24 h über 3–5d | | | | | | |
| **Meclo-fenamin-säure** | 1,1 p.o. alle 24 h über max. 5–7d | | | | | | | |
| **Meloxi-cam** | 0,1 p.o., s.c., i.v. alle 24 h | 0,2 s.c., p.o./d, dann 0,1/d | 0,2 s.c. alle 12 h | 0,2 s.c. alle 24 h | | | | |
| **Niflu-minsäure** | 1–2 Tbl. alle 12 h über 3–5d (max. 10–15 d) | | | | | | | |
| **Phenyl-butazon** | 5,0–10,0 lang-sam i.v., i.m., 20,0–60,0/d p.o., dann redu-zieren, max. 800/Tier/d | | | | | | | |
| **Piroxi-cam** | 0,3 p.o. alle 48 h | | | | | | | |
| **Tepoxa-lin** | 10,0 p.o. alle 24 h bis zu 7d | | | | | | | |
| **Tolfen-amin-säure** | 4,0 s.c., p.o. alle 24 h, max. 3d | 4,0 s.c., p.o. alle 24 h, max. 3d | | | | | | |
| **Vedapro-fen** | 0,5–1,0 p.o. alle 24 h | | | | | | | |

Jeder Patient sollte vor Applikation eines NSAIDs auf Hypovolämie, Hämorrhagien, Nierenfunktion und gastrointestinale Ulzera überprüft werden!

**Merkzettel zum Gebrauch von NSAIDs**

- fungieren als „Antialgetika"
- sind am effektivsten, wenn sie prophylaktisch verabreicht werden
- besonders gut zur p.op.-Analgesie nach orthopädischen und Augen-Eingriffen, bei Panostitis, hypertropher Osteodystrophie, Zahnschmerzen
- bei gut hydrierten, normotensiven, jung bis mittelalten Patienten mit normaler Nierenfunktion und Blutstatus, ohne Anzeichen von Magen-Darm-Störungen, ohne vorherige Gabe von Glukokortikoiden oder anderen NSAIDs
- zeigen große Speziesunterschiede in Kinetik und Toxizität
- bei Asthma darf nur Carprofen verabreicht werden
- als absolute Kontraindikationen gelten: Niereninsuffizienz, Dehydratation, Hypotension, Aszites, kongestives Herzversagen, Thrombozytopenie, von-Willebrand-Erkrankung, Magenulkus, gastrointestinale Störungen, vorherige Gabe anderer NSAIDs oder Kortikoide, Bandscheiben-OP, schwerer Schock oder Trauma mit Blutungen, schwere Lungenerkrankungen

## 5.4 Lokalanalgetika

Die Lokalanästhetika (Lokalanalgetika) haben den besonderen Vorteil, dass es sich in Bezug auf die Allgemeinanästhetika und die üblichen systemisch zu verabreichenden Analgetika um chemisch und pharmakologisch komplett unterschiedliche Substanzgruppen handelt. Diese Tatsache hat ohne Zweifel einen positiven Einfluss auf die Toxizität und den Therapeutischen Index eines perioperativen Analgesieregimes, bei dem im Sinne einer „Balanced Anaesthesia" durch ausgewogene Kombination von Allgemeinanästhetika, systemisch zuverabreichenden Analgetika und Lokalanalgetika eine **„Balanced Analgesia"** (=multimodale Analgesie) konzipiert werden kann.

Die Lokalanästhesie dient üblicher Weise dazu, den momentanen Operationsschmerz vollständig auszuschalten. Das vorliegende Kapitel soll aber nun zeigen, dass die regionale Gabe von Lokalanästhetika durchaus in die Maßgaben eines intra- und postoperativen Analgesieregimes zu integrieren ist.

Die Lokal- oder Regionalanalgesie beruht im Gegensatz zur Allgemeinanästhesie auf der lokalen Blockade von Nervenenden oder afferenten und efferenten Nervenbahnen durch Lokalanalgetika, die unter dem speziellen Aspekt der Integration in das allgemeine Analgesiekonzept eine möglichst lange Wirkdauer haben sollte.

Lokalanalgetika verursachen im Gegensatz zu den vorgenannten Analgetika absolute Schmerzfreiheit und Empfindungslosigkeit sowie bisweilen Immobilisation im Applikationsbereich des Lokalanalgetikums und im Bereich der Nervenstränge, die zentrifugal von dieser Region liegen. Die Lokalanalgesie beschränkt sich beim Kleintier sinnvoller Weise auf die Oberflächen-, die Infiltrations-, die Leitungs-, die Epidural- und die Intravenöse Regional-Analgesie („Techniken der Lokalanalgesie").

**Die „normale Nervenleitung":**
Die an der Nervenzelle ankommende Erregung baut ein Aktionspotential auf, das die Nervenzellmembran entlang läuft. Das ansteigende Aktionspotential bewirkt schlagartig eine Zunahme der Kationen-Permeabilität der Zellmembran. Dadurch kommt es zum unmittelbaren Einstrom von Natrium(Na+)-Ionen und zum gleichzeitigen Ausstrom von Kalium(K+)-Ionen. Dieser Ionenaustausch bewirkt eine Depolarisation. Unmittelbar nachdem die Erregungswelle den jeweiligen Punkt der Nervenzellmembran passiert hat, kommt es wiederum schlagartig zur Rückumverteilung der Kationen, indem die Na-Ionen wieder ein- und die K-Ionen wieder ausströmen. Dieser Vorgang wird als Repolarisation bezeichnet (Abb. 5.2).

Physikalische Wirkungsweise der Lokal- oder Regional-Analgetika

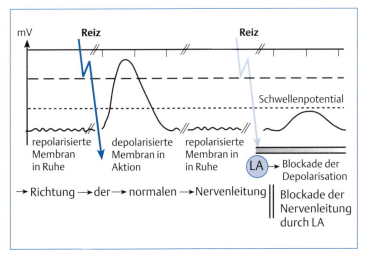

○ 5.2 Normale Reizleitung und deren Blockade durch Lokalanalgetika (LA)

### Die „blockierte Nervenleitung":

Das Lokalanalgetikum blockiert den Kationen-Austausch-Kanal an der Nervenzellmembran. Durch diesen Vorgang wird der $Na^+$-Einstrom bzw. der $K^+$-Ausstrom erschwert und so die Erregbarkeit des Nerven vermindert oder unterbunden und das Schwellenpotential nicht erreicht. Die Erregungsleitung kann also nicht stattfinden.

### Struktur, Sensibilität und Qualität der Nervenfasern:

Das periphere Nervennetz besteht aus dünnen, markscheidenlosen und dickeren, umscheideten Fasern.

Die dünneren, 0,4–1,2 μm starken C-Fasern sind sensibel und schmerzleitend. Sie werden bereits durch geringe Konzentrationen von Lokalanalgetika ausgeschaltet.

Die dickeren, 12–20 μm starken A-Fasern haben motorische Funktionen. Sie werden erst durch höhere Konzentrationen von Lokalanalgetika blockiert.

Lokalanalgetika erzeugen nicht nur Schmerzfreiheit, sondern auch Unempfindlichkeit gegenüber anderen Sinnesqualitäten wie Temperatur, Berührung und mechanischem Druck. Die Reihenfolge, in der Sinneswahrnehmungen ausgeschaltet werden, ist abhängig von der Stärke, das heißt, von der Konzentration, der Menge und der Wirkstärke des jeweiligen Lokalanalgetikums:

**SCHMERZ < TEMPERATUR < BERÜHRUNG < DRUCK**

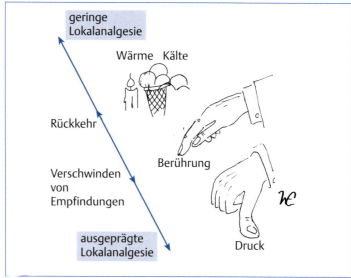

5.3 Verschwinden und Rückkehr von Empfindungen in Abhängigkeit von der jeweiligen lokalanalgetischen Wirkungsstärke

Ein typisches Lokalanalgetikum enthält in seinem Molekül eine sekundäre oder eine tertiäre Amino-Gruppe. Die Injektionslösung liegt in Form von wasserlöslichem Hydrochlorid vor. Erst nach der Injektion ins Körpergewebe wandelt es sich bei neutralem bis schwach alkalischem pH-Wert größtenteils in freie Base um. Dieser Vorgang ist entscheidend, da das Lokalanalgetikum nur als freie Base die Lipidbarriere der Nervenzellmembran durchdringen kann.

**Chemischer Wirkungsmechanismus der Lokalanalgetika**

! Dies bedeutet, dass bei einer Injektion in entzündetes Gewebe mit einer verminderten oder fehlenden Wirksamkeit zu rechnen ist.

Als Hydrochlorid in der wässrigen Lösung ist das Stickstoffatom im dissoziierten Amid vierbindig. Beim Durchdringen der Lipidbarriere ist es als nicht-dissoziierte Base dreibindig. Am Wirkort im Nervenzellinneren liegt es dann wieder in kationischer Form als vierbindiges Stickstoffatom vor.

◉ 5.4 Weg des LA zur Nervenzelle

| Injektions-lösung: Hydrochlorid wasserlöslich | Pufferwirkung des Gewebes $NaHCO_3$ | Kation Lipid-membran | Base Lipid-membran | Kation Zelle |
|---|---|---|---|---|
| $RNH + Cl^-$ | ←→ | $Cl^- + RNH^+$ ←→ | $RN + H^+ + NaCl$ ←→ | $RNH^+$ |

**Pharmakologie der Lokalanalgetika (LA):**
Die Grundstruktur der Lokalanalgetika besteht aus drei Hauptteilen:
Einem polaren lipophilen Ende, das aus einem aromatischen Rest besteht, einer Zwischenkette aus Carboxylsauerstoff, der einem Ester (LA vom Estertyp) oder einem Säureamid (LA vom Amidtyp) angehören kann und einem polaren hydrophilen Ende, das aus sekundären und tertiären Aminogruppen zusammengesetzt ist.

Wegen der Gestaltung der Zwischenkette teilt man die herkömmlichen LA in Ester-Lokalanalgetika und Säureamid-Lokalanalgetika ein.

Die Metabolisierung der LA wird durch die Art der Zwischenkette bestimmt:

Die **LA vom Estertyp** werden vollständig durch Plasmacholinesterase metabolisiert. Die Leitsubstanz der Ester-LA ist das Procain.

Die **LA vom Amidtyp** werden hauptsächlich durch mikrosomale Enzyme in der Leber metabolisiert. Die Leitsubstanz der Amid-LA ist das Lidocain.

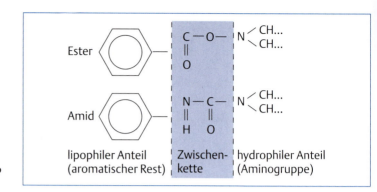

**5.5** Schema der Strukturformeln der Lokalanalgetika vom Ester- und vom Amidtyp

**Wirkstärke, Wirkungsbeginn und Wirkdauer:**
Die Konzentration und Dosierung der LA ist abhängig von Ort und Zweck ihres Einsatzes (Oberflächen-, Infiltrations-, Leitungs-, Spinal-, Epidural-Analgesie, siehe dort). Dabei ist die Lipidlöslichkeit der wichtigste Faktor für die jeweilige **Wirkstärke** bzw. die analgetische Potenz, da die Effektivität der LA wesentlich von der Lipidhaltigkeit der Nervenzellmembran abhängig ist.

Die Wirkstärke der LA wird an der Leitsubstanz Procain bemessen, wobei die Potenz dieser Substanz mit „1" dargestellt wird.

Der **Wirkungsbeginn** und die Wirkdauer der LA sind abhängig von ihrer physikalisch-chemischen Struktur. Dabei ist ein wichtiger Parameter für die Geschwindigkeit des Wirkungsbeginns die Dissoziationkonstante, die als pKa-Wert bezeichnet wird. Der pKa-Wert stellt das Verhältnis von ionisiertem LA und nicht-ionisierter LA-Base dar. Nur die LA-Base kann die Lipidbarriere durchdringen und macht die eigentliche Wirkung des LA aus.

Die **Wirkdauer** der LA ist zum einen im Wesentlichen abhängig von ihrer Proteinbindung. Je größer die Proteinbindung, desto länger wirkt auch das LA. Zum anderen wird die Wirkdauer durch die Geschwindigkeit ihrer Resorption und ihrer Auswaschung aus dem Applikationsort bestimmt.

Verwendet man LA mit einem Zusatz an sog. Sperrkörpern (Adrenalin = Epinephrin), so wird die lokale Resorption und Abschwemmung durch die Gefäßkonstriktion im Applikationsgebiet verzögert.

! Wirkungsbeginn und Wirkdauer können durch den Einsatz eines Sperrkörpers um das 2–3-fache beschleunigt bzw. verlängert werden.

Die Wirkdauer öliger LA-Lösungen ist zwar verlängert, ihr Einsatz ist aber wegen Unverträglichkeitsreaktionen umstritten.

Toxizität und Organwirkungen:

- **Zentrales Nervensystem (ZNS)**
Nebenwirkungen, die durch LA ausgelöst werden, treten für gewöhnlich zunächst am ZNS, dann am Herz-Kreislauf-System auf. Diese Nebenwirkungen können sich als Angstreaktionen, Erregungszustände, Tremor und tonisch-klonische Krämpfe darstellen. Der Ursprung dieser Erscheinungen soll im Limbischen System liegen. Die LA sollen nach Thurmon et al. (1999) bisweilen auch im ZNS eine ähnliche Wirkung auf die $Na^+$-$K^+$-Kanäle ausüben und damit den Natrium-Einstrom und den Kalium-Ausstrom blockieren, wie sie sie bei der peripheren Nervenblockade verursachen. Offenbar werden einige der kardiovaskulären Effekte unter LA, vor allem des Bupivacain, durch deren Wirkungen am ZNS induziert.

- **Herz-Kreislauf-System (HKS)**
Durch LA kann es zu erheblichen Nebenwirkungen am HKS durch direkte Funktionsstörungen am Herzmuskel und den peripheren Gefäßen kommen. Am Myokard, das den Hauptangriffspunkt darstellt, vermindert sich vor allem die elektrische Erregbarkeit, die Überleitung und die Kontraktilität. Es können akute LA-Vergiftungen mit den Symptomen der Tachykardie, der Blutdrucksenkung, der Arrhythmie in Form von Extrasystolen und des Kammerflimmerns durch versehentliche i.v.-Injektion der LA entstehen. Es kommt bisweilen auch zu allergoiden Reaktionen im Zusammenhang mit LA-Einsätzen, die unter ähnlicher Symptomatik ablaufen.
Solche HKS-Insulte sind häufig durch Applikation von Benzodiazepin, Thiobarbiturat oder auch Propofol positiv beeinflussbar. Außerdem muss natürlich auch mit einer symptomatischen Behandlung mit Elektrolyt-, bzw. Flüssigkeits- und Sauerstoffsubstitution sowie Natriumbikarbonat-, Dopamin- oder Dobutamin-Gaben vorgegangen werden (Kap. 6).

- **Blut- und Gewebetoxizität der LA**
Echte allergische Reaktionen treten unter LA-Einfluss sehr selten auf und sind dann eher durch LA vom Estertyp, als vom Amidtyp verursacht. Als Verursacher dieser allergoiden Erscheinungen vermutet man den Stabilisator Methylparaben.

Man verdächtigt die LA außerdem bisweilen die Ausbildung einer Methämoglobinämie zu induzieren, indem sie das 2-wertige Hämoglobineisen in 3-wertiges umwandeln.

Die Gewebeschädigung beruht meist auf zu hohen LA-Konzentrationen, die zu Verletzungen und Nekrosen von Nervenzellen und Muskelfasern führen können. Vor allem aber auch die Verwendung von LA mit Sperrkörperzusatz kann in nekrosegefährdeten Gebieten, wie den Akren oder der Kornea zu massiven Schädigungen des Gewebes führen.

Die folgende Tabelle nennt nur einige gängige LA vom Ester- und vom Amidtyp. Es sollen hier schematisch einige Daten zu Wirkstärke, Toxizität, üblicher, anwendungsorientierter Konzentrationen, Dosierungen, Wirkdauer und Indikationen dargestellt werden (zur Applikation der LA s. Kap. 8).

5.7 Gängige Lokalanalgetika

| Generikum | Handelsname | Wirkstärke Procain = 1 | Toxizität Procain = 1 | Konzentration in % | Dosierung mit/ohne Adrenalin mg/kg | Wirkdauer (min) | Anwendung |
|---|---|---|---|---|---|---|---|
| **LA vom Estertyp** | | | | | | | |
| Procain | Novocain® | 1 | 1 | 1–2% | 8/6 | 30–90 | Infiltration, Oberflächen, epidural |
| Tetracain | Pantocain® Ophtocain® | 8–12 | 10 | 0,1% infiltr. 0,2% oberfl. | 1/0,8 | 120–360 –600 | Infiltration, Oberflächen, epidural |
| **LA vom Amidtyp** | | | | | | | |
| Lidocain | Xylocain® | 2 | 1–2 Tox. ⇑ bei Konz. ⇑ | 0,5–2% infiltr. 2–4% Nervenblock | 7/5 | 60–120 –200 | Infiltration, Nervenblock, epidural |
| Mepivacain | Scandicain® Maeverin® | 2,5 | 1 | 1–2% | 7/5 | 120–180 –240 | Infiltration, Nervenblock, epidural |
| Bupivacain | Carbostesin® Bucain® | 8 | 3 | 0,25% infiltr., Nervenblock 0,75 epidural | 3/2 | 120–360 –600 | Infiltration, Nervenblock, epidural |
| Ropivacain | Naropin® | 5 | 0,7 | 0,5 | 5/3 | 150–240 | Infiltration, Nervenblock, epidural |
| Etidocain | Dur-Anest® | 5–8 | 0,7 | 0,5–0,75 | 5/3 | 120–300 –600 | Infiltration, Nervenblock, epidural |
| Oxybuprocain | Novesine® | | | 0,4–0,45 | | | Kornea |
| Prooxymetacain | Paracain® | | | 0,5–0,55 | | | Kornea |

# 6 Nebenwirkungen und Überdosierung von Analgetika

Mit der Entwicklung neuer und potenter Analgetika, die prinzipiell weniger toxisch sind, wird die Therapie akuter und chronischer Schmerzen in der Tiermedizin dankenswerter Weise weniger risikoreich und damit hoffentlich auch populärer. Trotz alledem muss jeder Patient, der einer intensiven Schmerzbehandlung unterzogen wird, vor allem in bezug auf die Nierenfunktion, die Blutgerinnung und die Nebenwirkungen am Gastrointestinaltrakt (GIT) überwacht werden.

## 6.1 Nebenwirkungen

Unmittelbar nach Applikation von Opioiden kommt es zur Hypermotilität des GIT mit einer Zunahme der nicht-propulsiven, rhythmischen Kontraktionen sowie einer Verstärkung des Tonus der glatten Muskulatur und der Sphinkteren (einschließlich von Gallen- und Pankreasgängen). Sie können akut zu einem Pylorospasmus führen.

GIT
Opioide

Dieser Hypermotilität folgt unter Dauerapplikation von Opioiden eine Hypomotilität des GIT (Lascelles 2000), also eine massive Verlangsamung der Darmmotilität. Dadurch wird über die Darmschleimhaut mehr Wasser aus dem Stuhl resorbiert, was zu gefährlichen Verstopfungen, vor allem im Dickdarm führen kann.

Bei der Gabe von Opioiden über längere Zeit muss daher auf regelmäßigen Kotabsatz bei physiologischer Konsistenz des Stuhls geachtet werden.

**Gegenmaßnahmen:**
Bei der Fütterung von ballastreicher Nahrung sollte durch Zumischen von beispielsweise Leinsamen für eine bessere Gleitfähigkeit des Stuhls gesorgt werden. Hilfreich kann auch die prophylaktische Gabe von Lactulose sein.
Nach Operationen im Magen-Darmbereich oder im Bereich des Perineums (z.B. Perinealhernie, Prostataabszess, Beckenfrakturen) sollte der Einsatz von Opioiden ganz vermieden werden.

**Alternativen:**
Als eine Ausnahme unter den Opioiden gilt das nur 1$^{1}$/$_{2}$–2 Stunden wirkende Pethidin (DOLANTIN®), das wegen seiner atropinähnlichen Struktur spasmolytische Fähigkeiten besitzt. Es ist daher sehr gut nach GIT-Operationen beim Hund und speziell bei der Katze bei Urolithiasis einsetzbar.
Als Alternative zum Einsatz von Opioiden gilt das Metamizol.
Über gastrointestinale Nebenwirkungen bei Einsatz eines Fentanyl-Pflasters ist nichts bekannt.

**GIT**
**NSAIDs**

Die NSAIDs können wegen ihres Eingriffes in die Prostaglandinsynthese vor allem, wenn die Synthese der physiologischen Cyclooxygenase 1 (COX 1) betroffen ist, ernsthafte Probleme in der Magen-Darmfunktion durch das Auslösen von Gastritiden und Enteritiden bis hin zu blutenden Schleimhautulzera entstehen lassen. Es sollten daher NSAIDs mit einem günstigen COX 1/COX 2-Inhibitionsverhältnis gewählt werden. Trotz dieser Vorsichtsmaßnahme und einer guten Überwachung durch Tierbesitzer und/oder Tierarzt kommt es in seltenen Fällen auch unter dem Einsatz modernster NSAIDs wie Carprofen, Flunixin-Meglumin, Meloxicam oder Vedaprofen zum plötzlichen Entstehen dieser häufig gefährlichen Nebenwirkung.

**Gegenmaßnahmen:**
Ein sofortiges Absetzen der NSAIDs ist unbedingt notwendig!

**Ulkusprophylaxe:**
• Sucralfat (z.B. ULCOGANT®, SUCRABEST®, SUCRALFAT RATIOPHARM®, SUCRAPHIL®, DURACRALFAT®)

Zur Prophylaxe der gastrointestinalen Nebenwirkungen sollte besonders bei Patienten, die gestresst sind, die eine Operation hinter sich haben oder die zwar gesund sind, aber generell eine Magen-Darmschwäche zeigen, Sucralfat eingesetzt werden. In verdünnter salzsaurer Lösung bildet sich aus Sucralfat ein gallertartiger Niederschlag, der mit Proteinen eine feste Verbindung eingeht und so, indem er Schleimhautdefekte abdichtet, eine Schutzbarriere gegen weiterhin anfallende saure Sekrete des Magens darstellt. Sucralfat soll auch die lokale COX 1-Synthese stimulieren, die Prostaglandinsynthese anregen und eine schmerzstillende Wirkung bei Magen- und Duodenalulzera haben. Die Abheilung von Ulzera wird beschleunigt (Forth und Rummel 1998).

Es kann die Resorption anderer Medikamente einschränken, so dass diese 1 Stunde vor oder 2 Stunden nach Sucralfat verabreicht werden sollten. Als Nebenwirkung wird lediglich über Obstipation berichtet.

> **Dosierung von Sucralfat zur Ulkusprophylaxe**
>
> Hund: 0,5–1,0–2,0 g/Tier p.o. jeweils 1 h vor den Mahlzeiten und zusätzlich alle 8 h
>
> Katze: 0,25–0,5 g/Tier p.o. jeweils 1 h vor den Mahlzeiten und zusätzlich alle 8–12 h

Sucralfat kann auch zur Therapie bereits bestehender blutender Ulzera eingesetzt werden:

> **Dosierung von Sucralfat zur Therapie blutender Ulzera**
>
> Hund: initial 1–2 g/Tier p.o.
> dann über 3 h stündlich 0,5–1 g/Tier p.o.
> dann weiterhin ausschleichend eine Dosis alle 4 h über 1–2 Tage
> und Fortsetzen der Sucralfatgabe alle 8 h über 1 Woche (Paddleford 1999)

Sucralfat ist als Suspension mit 1 g/5 ml, als 1-g-Tabletten oder auch als Granulat erhältlich.

- Ranitidin (z.B. SOSTRIL®, ZANTIC®)

Auch der Histamin-2-($H_2$)-Rezeptor-Blocker Ranitidin kann zur Magenulkusprophylaxe eingesetzt werden. Er hemmt die histaminvermittelte Sekretion von Salzsäure und Pepsin.

Besonders für die Prophylaxe des Duodenal-Ulkus wird Ranitidin empfohlen (Paddleford 1999). Es reduziert die Magensekretion und die $H^+$-Ionen-Konzentration. Ranitidin ist potenter als Cimetidin (TAGAMET®) und behindert nicht die Synthese mikrosomaler Enzyme in der Leber.

Die $H_2$-Blocker wirken schmerzlindernd und beschleunigen die Abheilung.

> **Ranitidin-Dosierung zur Prophylaxe und Therapie von Magen-Darm-Ulzera**
>
> Hund: 1–2 mg/kg p.o. alle 12 h
> oder 0,5–1,0 mg/kg i.v. alle 12 h
> Katze: 3,0 mg/kg p.o. alle 12 h
> oder 2,0 mg/kg i.v. alle 12 h (Paddleford 1999)

Ranitidin ist in Tablettenform, als Sirup und als Injektat (SOSTRIL®) auf dem Markt.

- Omeprazol (z.B. ANTRA MUPS®, GASTROLOC®)

Es handelt sich dabei um einen Hemmstoff der H$^+$/K$^+$-ATPase, die den Austausch von Wasserstoffionen gegen Kaliumionen vermittelt. Omeprazol ist also ein Inhibitor der Protonenpumpe und hemmt so die Säuresekretion.

Omeprazol wird zur Therapie, nicht aber zur Prophylaxe des Magen- und des Duodenal-Ulkus empfohlen.

**Omeprazol-Dosierung zur Therapie des Magen-Ulkus**

Hund: 0,4–0,6 mg/kg p.o. alle 24 h

Katze: 0,6 mg/kg p.o. alle 24 h

Oder
Hund < 5 kg und Katze: 0,6 mg/kg p.o. 1x tägl.
Hund > 5 kg: 20 mg/Tier/d

Cave! Omeprazol kann bei Langzeiteinsatz zur Hyperplasie der Magenschleimhaut führen!

Ähnlich wirken auch Pantoprazol (PANTOZOL®) und Lausoprazol (AGOPTON®).

- Misoprostol (ZYTOTEC®):

Misoprostol ist ein PGE$_2$-Analogon und wird mit großem Erfolg und nahezu ohne Nebenwirkungen in der Tiermedizin eingesetzt.

**Misoprostol-Dosierung**

Hund: 0,003–0,005 mg/kg 3x tgl. p.o. nach dem Fressen

Katze: 0,002 mg/kg 3x tgl. p.o. nach dem Fressen

- Antacida (z.B. GELUSIL LAC®, RENNIE®, MAALOXAN®):

Antacida stellen durchaus ein gutes Ulkus-Prophylaktikum dar, das jeweils 1 Stunde nach den Mahlzeiten zu verabreichen ist ($^1$/$_2$– 1 Tablette oder $^1$/$_2$ Beutel Emulgat.

! Eine gleichzeitige Anwendung von Antacidum und Sucralfat ist nicht sinnvoll. Antacida sollen sogar die Ausbildung der Sucralfat-Schutzschicht hemmen.

6.1 Dosierungen zur Magenschutztherapie

| | Hund | Katze |
|---|---|---|
| **Sucralfat** | | |
| Prophylaxe | 0,5–1,0–2,0 g/Tier p.o. 1 h vor dem Fressen und alle 8 h | 0,25–0,5 g/Tier p.o. 1 h vor dem Fressen und alle 12 h |
| Therapie | 1,0–2,0 g/Tier initial, über nächste 3 h 0,5–1,0 g/Tier p.o. stündlich, dann Gabe alle 4 h über 1–2 d, dann alle 8 h über 1 Woche | |
| **Ranitidin** (Prophylaxe und Therapie) | 1–2 mg/kg p.o. alle 12 h oder 0,5–1,0 mg/kg i.v. alle 12 h | 3,0 mg/kg p.o. alle 12 h oder 2,0 mg/kg i.v. alle 12 h |
| **Omeprazol** (Therapie) | 0,4–0,6 mg/kg p.o. alle 24 h | 0,6 mg/kg p.o. alle 24 h |
| **Misoprostol** | 0,003–0,005 mg/kg p.o. nach dem Fressen alle 8 h | 0,002 mg/kg p.o. nach dem Fressen alle 8 h |

Metamizol und Opioide haben keine messbaren Einflüsse auf die Blutgerinnung.

Blutgerinnung

Allerdings werden einigen Vertretern der Nicht-Opioid-Analgetika eine mehr oder weniger massive Wirkung besonders in Hinsicht auf die Thrombozytenaggregation zugeschrieben. ASS hemmt bei den meisten Spezies die Aggregationsfähigkeit der Thrombozyten.

! Die Gabe von ASS ist daher 1 Woche vor, während und unmittelbar nach Operationen mit starker Blutungsgefahr verbunden.

Die Niere ist ein Zentralorgan für die Synthese und Verstoffwechselung der Prostaglandine. Prostaglandine nehmen auch Teil an der Autoregulation des renalen Blutflusses, der glomerulären Filtration, der Steuerung des Renin-Angiotensin-Systems, dem tubulären Ionen-Transport und der Regulierung des Wasserhaushaltes der Niere. Die Prostaglandine erfüllen also wichtige Aufgaben der Nierenfunktion, vor allem auch unter den hypovolämischen Bedingungen von Anästhesien und Schock. Wenn unter solchen Umständen die Prostaglandinsynthese durch Steroide oder NSAIDs gehemmt wird, kann es zur Minderperfusion der Nieren und bei Fortbestehen des NSAID-Spiegels zur Niereninsuffizienz kommen.

Nierenfunktion

Bei einer **Langzeitbehandlung mit NSAIDs** ist vor allem bei sehr jungen und alten Patienten und bei Patienten mit Verdacht auf einen Nierenschaden auf eine dichte Kontrolle der nierenspezifischen Laborparameter (z.B. Creatinin, Rest-N) zu achten.

Es gibt Literaturhinweise, dass die prä- und intraoperative Applikation von NSAIDs bei traumatisierten Katzen (Schockpatienten) zu Nierenproblemen führen kann (Kraft und Dürr 1996), wobei in dieser Situation der Schaden nicht durch die Substanz allein, sondern nur in Verbindung mit einem starken Blutdruckabfall eintritt.

Atem- und Kreislauffunktion

! Unter jeder analgetischen Therapie muss der Patient bezüglich Atmung und Kreislauf genau überwacht werden.

Vor allem die klinische Überwachung ist wichtig. Tritt eine Atemdepression ein, muss die Dosis eines Opiats verringert oder evtl. auch das Mittel abgesetzt und auf ein anderes umgestiegen werden. Eine Atemdepression kann allerdings auch von einer nicht ausreichenden Analgesie herrühren, wenn die Atembewegungen selbst so schmerzen, dass nur ein Minimum der lebensnotwendigen Atmung geleistet wird.

Der Kreislauf kann über Infusionen evtl. in Verbindung mit Dopamin-Gaben gestützt werden. Je schneller und besser die Tiere ihre Vigilanz wieder erreichen, um so geringer werden diese Komplikationen sein.

## 6.2 Überdosierung

Opioide

Bei einer Überdosierung von μ-Rezeptor-Agonisten wie *Fentanyl, Levomethadon, Pethidin* oder *Piritramid* kann es zu schweren Atemdepressionen, tiefer Sedation und Bradykardien mit Blutdrucksenkungen kommen. Die akute und sehr rasch wirkende Gegenmaßnahme ist die i.v.-Applikation von **Naloxon**. Es kommt dabei zur sofortigen Antagonisierung aller Opiat-Wirkungen einschließlich der Analgesie, was meist im Widerspruch zur ursprünglichen Indikation des überdosierten Opioids steht. Begleitet wird das sofortige Erwachen des Tieres oft von einer starken Desorientiertheit, besser ist deshalb die titrierende Gabe von Naloxon gerade bis zur Aufhebung der Atemdepression.

Eine Alternative dazu bietet die Applikation eines **Opiat-Agonist-Antagonisten** wie dem Buprenorphin oder dem Butorphanol, die neben einer Verbesserung, aber nicht vollständigen Beseitigung der Atemdepression und der Sedation, die gewünschte Analgesie fortsetzen.

- Bei der Gabe von **Butorphanol** kommt es innerhalb weniger Minuten zu einer ausreichenden antagonistischen Wirkung. Die analgetische Wirkung hält allerdings nur 2–4 Stunden an.

- Bei Applikation von **Buprenorphin** kommt es erst innerhalb von ca. 15–30 Minuten langsam zu antagonistischen Effekten. Die Analgesie hält dann allerdings 8–12 Stunden an.

Eine Überdosierung von Opiat-Agonist-Antagonisten ist schlecht möglich, da es ein Wirkungsplateau gibt, bei dem es nicht mehr zur Verstärkung, sondern eher zur Abschwächung des analgetischen Effektes kommt, da sich der Agonist-Antagonist sozusagen selbst antagonisiert (Ceiling-Effekt).

| Dosierung der Opiat-Antagonisten und Opiat-Agonist-Antagonisten | |
|---|---|
| **Naloxon:** | 0,003–0,03 mg/kg i.v. evtl. die Hälfte s.c., Wiederholung bei Bedarf nach 45 min. |
| **Butorphanol:** | Hund: 0,2–0,6 mg/kg i.v. evtl. die Hälfte s.c., Wiederholung alle 2–4 h |
| | Katze: 0,2–0,8 mg/kg je die Hälfte i.v. und s.c., Wiederholung alle 2–4 h |
| **Buprenorphin:** | Hund und Katze: 0,005–0,02 mg/kg i.v., i.m., s.c., Wiederholung alle 8–12 h |

Da aber individuell starke Unterschiede in der Verträglichkeit bestehen, kann es durch relative Überdosierung zu Desorientiertheit oder Sedation kommen.

## Metamizol

Eine absolute Überdosierung ist wegen seiner großen Sicherheitsbreite für das Tier nicht bekannt.

❗ Bei i.v.-Gabe allerdings muss darauf geachtet werden, dass sehr langsam injiziert wird, da es sonst zu einem schweren Kreislaufschock kommen kann. Dies kann einfach verhindert werden, indem Metamizol immer nur stark verdünnt i.v. appliziert wird.

Tritt tatsächlich ein Kreislaufschock auf, so sind die üblichen Maßnahmen einer Schockbehandlung anzuwenden.

| Behandlung des Kreislaufschocks nach zu schneller i.v.-Injektion von Metamizol | |
|---|---|
| **Flüssigkeitstherapie:** | Elektrolyt-Lösung ca. 20–40 ml/kg/h bis zur Normalisierung der Pulsqualität |
| **Herz-Kreislauf-Stütze:** | Dopamin oder Dobutamin 0,002–0,005–0,01 mg/kg/min i.v. |
| **Corticosteroid:** | 10 mg/kg i.v. |

Bei der Katze sollte Metamizol im Wachzustand weder oral noch i.v. eingesetzt werden, da es meist zu starker Salivation mit Schaumbildung kommt, was zwar nicht toxisch ist, aber unästhetisch aussieht. In Narkose kommt es bei der Katze nicht zu solchen Erscheinungen.

**NSAIDs**

Eine akute Überdosierung von NSAIDs ist möglich. Werden die Dosierungsempfehlungen wesentlich überschritten, kann es, wie oben erwähnt, zu Schäden im Gastro-Intestinaltrakt und an den Nieren kommen. Die NSAIDs müssen dann sofort abgesetzt werden und eine gezielte Behandlung eingeleitet werden.

## 6.3 Nebenwirkungen lokal applizierter Analgetika (LA)

Die Nebenwirkungen der Lokalanalgetika können örtlich oder systemisch sein:

- **Lokale Gewebeschädigungen** können durch zu hohe Konzentrationen der LA oder durch ihre Anwendung (Infiltration) in nekrosegefährdeten Gebieten des Körpers (z.B. Peripherie der Extremitäten, Ohrmuschel, Lefzen, Schwanzspitze) entstehen. Diese örtlichen, durch LA verursachten Gewebeschäden können durch den Zusatz von Sperrkörpern noch verstärkt werden.

  > ❗ Als Grundsatz sollte gelten: Die Infiltration von LA sollte nur in Gewebegebiete erfolgen, die nicht terminal sind!

- **Systemische oder allgemeine Nebenwirkungen** der LA entstehen durch absolute Überdosierung am Injektionsort oder durch unbeabsichtigten Übergang größerer Mengen von LA in den Kreislauf oder in das ZNS (z.B. versehentliche i.v.-Applikation).

Die Toxizität der LA ist dabei abhängig von ihrer Metabolisierungsgeschwindigkeit, ihrer Konzentration, ihrer Wirkstärke und der Resorptionsgeschwindigkeit.

Von den systemischen Vergiftungssymptomen der LA, die auf einen zu hohen Plasmaspiegel zurückzuführen sind, stehen die zerebralen in Häufigkeit und Bedeutung im Vordergrund. Alle LA können bei entsprechend hoher Plasmakonzentration zentralnervöse Effekte auslösen. Die Symptome sind unterschiedlich schwer und manifestieren sich von leichter Unruhe, zu Vomitus, über Muskelzittern, generalisierte Krämpfe und Koma bis hin zum Atemstillstand. Diese Erregungszustände sind in ihren warnenden Anfangssymptomen nur im Wachzustand gut erkennbar. Unter Sedation oder Allgemeinanästhesie treten die Frühreaktionen wie Unruhe und Muskelzittern meist nicht deutlich in Erscheinung.

Die Stärke der Reaktionen im ZNS ist grundsätzlich abhängig von der Wirkstärke der LA. In aufsteigender Reihenfolge ist dies in etwa: Procain < Lidocain < Mepivacain < Ropivacain < Etidocain < Bupivacain < Tetracain.

Die bedeutendsten Ursachen für hohe Plasmakonzentrationen von LA sind versehentliche Injektion in eine Vene oder Arterie, Überdosierung der LA, vor allem bei kleineren Patienten (< 10 kg) zu rasche Resorption von der Injektionsstelle.

Generalisierte Krämpfe sind gefährliche Anzeichen einer LA-Vergiftung und zeigen das klinische Bild von epileptoiden Anfällen. Sie beruhen meist auf LA-Plasmaspiegeln, die bereits auch zu Reaktionen am Herz-Kreislauf-System führen.

Begünstigende Faktoren für das Absenken der Krampfschwelle sind Azidosen respiratorischer oder metabolischer Art, während eine Hyperventilation mit Hypokapnie die Krampfschwelle heraufsetzt. Die alleinige Zufuhr von Sauerstoff beeinflusst die Krampfschwelle nicht, kann jedoch eine Hypoxie vermeiden.

**Prophylaxe und Behandlung zentralnervöser Nebenwirkungen von LA**

[!] Vor der Zufuhr großer Mengen von LA sollten prophylaktisch antikonvulsiv wirkende Pharmaka wie die Benzodiazepine (Midazolam oder Diazepam 0,5–0,8 mg/kg i.v. oder i.m.) zugeführt werden. Die Patienten müssen unmittelbar und bis zu 30 Minuten nach der Injektion intensiv auf etwaig auftretende Nebenwirkungen überwacht werden. Dabei ist eine Hyperventilation häufig sinnvoll.

Beim Auftreten generalisierter Krämpfe sollten ebenfalls Benzodiazepine und zur Einleitung eines muskelentspannenden Anästhesiestadiums $III_1$ ein kurz wirkendes Barbiturat (Thiamylal, Narcobarbital) nach Wirkung eingesetzt werden.

Beim Auftreten von Atemlähmungen unter Epiduralanalgesie, die durch Aufsteigen des LA bis zu C7–C5 eine Zwerchfellslähmung verursacht, sollte der Kopf des Tieres hoch gelagert und sofort kontrolliert beatmet werden.

Bei zentraler Atemlähmung darf keinerlei Anästhetikum mehr zugeführt werden. Es muss unmittelbar kontrolliert beatmet und dabei hyperventiliert werden.

## Toxizität der LA auf das Herz-Kreislauf-System

Das Herz scheint weniger empfindlich auf eine Erhöhung des LA-Plasmaspiegels zu reagieren als das Gehirn, sodass zerebrotoxische Reaktionen meist früher auftreten als kardiotoxische. Bupivacain allerdings kann bereits bei subkonvulsiven Plasmakonzentrationen ventrikuläre Arrhythmien auslösen (Larsen 1999).

Alle LA wirken in Abhängigkeit ihrer eigentlichen Wirkstärke und ihrer Plasmakonzentration direkt negativ inotrop, indem sie die elektrische Reizleitung stören und die Herzmuskelkontraktilität herabsetzen, womit auch die mechanische Herzaktion beeinträchtigt wird. Außerdem kommt es unter erhöhtem LA-Plasmaspiegel zu einer Dilatation der Gefäße – vor allem der Arteriolen. Gleichzeitig können die LA eine Konstriktion der Pulmonalgefäße bewirken und damit den pulmonalen Gefäßwiderstand erhöhen.

Der auftretenden relativen Hypovolämie muss durch eine rasche Flüssigkeitszufuhr entgegengewirkt werden. Die Menge der Volumengabe richtet sich nach der Pulsqualität an der A. femoralis.

Zusätzlich sollte zur Azidoseprophylaxe und -therapie Natriumbikarbonat 1,5 mmol/10 Minuten verabreicht werden.

Es sollte assistiert oder kontrolliert mit hohem Sauerstoffgehalt beatmet werden.

Zur Herz-Kreislauf-Stütze sollte Dopamin oder Dobutamin (0,003–0,005–0,01 mg/kg/min in Abhängigkeit von der auftretenden Tachykardie) verabreicht werden.

Es kann in Notfällen auch Epinephrin (Adrenalin) 0,005–0,015 mg/kg i.v. oder intratracheal verabreicht werden (Trim 1992).

Um Blutdruckabfälle vor allem unter Epidural-Analgesie zu vermeiden, kann prophylaktisch Ameziniumsulfat (SUPRATONIN®) verabreicht werden (Bonath 1986).

Bei Herzstillstand müssen Maßnahmen zur Reanimation unternommen werden (Herzmassage, Defibrillieren).

## Nebenwirkung bei epidural verabreichten Opioiden

Epidural verabreichte Opioide können vor allem bei intrathekaler Diffusion (z.B. bei epiduralem Dauerkatheter) oder versehentlicher intrathekaler Injektion massive Atemdepressionen verursachen, die man durch niedrige Dosen von Naloxon antagonisieren kann, ohne dabei die analgetische Wirkung des epiduralen Opioids wesentlich abzuschwächen (Skarda 1993b).

# 7 Wie muss für Analgesie während der Anästhesie gesorgt werden?

Die analgetischen Maßnahmen im Verlauf einer Anästhesie sind selbstverständlich von der Stärke der während eines etwaigen (chirurgischen) Eingriffs auftretenden Schmerzreize und der geforderten Bewusstseinslage abhängig. Analgetische Maßnahmen sollen daher am besten gezielt den Anforderungen der einzelnen Eingriffe angeglichen werden (Henke et al. 1999).

**1. Anästhesiestadium I (sog. Analgesiestadium):**
Dieses Stadium beschreibt normalerweise den Zustand einer **Sedation** mit **Benzodiazepinen** (z.B. Diazepam, Midazolam) oder **Neuroleptika** (z.B. Acepromazin, Azaperon). In dieser Phase sind die Individuen mehr oder weniger stark psychisch gedämpft und die Spontanmotorik ist herabgesetzt.

Beim Hund kommt es zu einem geringgradigen Nickhautvorfall mit einem leichten Herabsinken des oberen Augenlides (Horner-Syndrom). Bei der Katze fällt das dritte Augenlid oft über die Hälfte des Augapfels vor und behindert das Tier beim Sehen. Unter diesen Umständen sind die Tiere weckbar und ansprechbar und noch zu gezielten willkürlichen Bewegungen fähig.

> ❗ Eine Analgesie ist durch Benzodiazepine oder Neuroleptika nicht zu erreichen. Schmerzhafte Manipulationen dürfen in diesem Stadium ohne zusätzliche systemische oder regionale Gabe von Analgetika nicht durchgeführt werden.

**2. Anästhesiestadium II (Exzitationsstadium):**
Das Exzitationsstadium muss bei jeder Narkoseeinleitung durchschritten werden. Es wird erreicht durch hohe i.v.-Dosen von Benzodiazepinen, $\alpha_2$-Agonisten, Neuroleptanalgesien oder bei der Kammer- und der Maskeninhalation mit volatilen Inhalationsanästhetika.

In diesem Stadium erscheinen die Reaktionen noch teilweise bewusst, jedoch sind sie meist nicht sinnvoll und entsprechen dem neurologischen Phänomen einer „Hemmung der Hemmneuronen" im ZNS, was sich in der Übersteigerung der Motorik ausdrückt (Abb. 7.1).

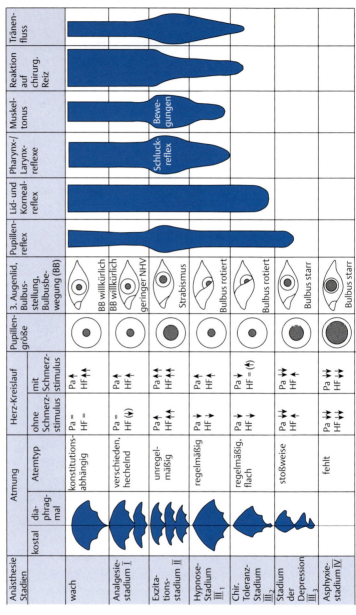

7.1 Anästhesiestadien unter Azepromazin/Propofol/Isofluran-Anästhesie beim Hund, modifiziert nach Erhardt et al. 2001)

Bisweilen entwickelt sich beim Hund, vor allem bei sehr aufgeregten Tieren (z.B. Yorkshire Terrier, Dackel, Deutsch Drahthaar) nach i.v.-, viel eher aber noch nach i.m.-Applikation von **Benzodiazepinen** ein vom Tier nicht kontrollierbares Exzitationsstadium.

> Es besteht auch in dieser Phase unter Benzodiazepinen keinerlei Analgesie. Im Gegenteil, es scheint, dass hier auf die Tiere einwirkender Stress oder gar Schmerzreize die Exzitationserscheinungen noch verstärken.

Es kommt also zu starker Unruhe mit Jaulen, krampfartigem Strecken der Extremitäten und des Kopfes bis hin zu einer Art Raserei, die sowohl für den Patienten, als auch für die umstehenden Personen gefährlich werden kann.

Aus diesem Grund muss vor Applikation des Benzodiazepins ein i.v.-Zugang gelegt werden, über den dann im Exzitationsfalle ein Hypnotikum (bevorzugt Propofol) zur schnellen Überleitung ins Stadium der Hypnose ($III_1$) appliziert werden kann.

Exzitationserscheinungen treten unter einer Prämedikation mit **Neuroleptika** nicht auf.

Eine Prämedikation mit $\alpha_2$-**Agonisten** (z.B. Medetomidin, Xylazin) führt zu einer ausgeprägten Sedation, die 3 bis 6 Stunden anhalten kann.

> Es besteht auch eine leichte Analgesie, die unter Xylazin sehr kurz ist (ca. 5–10 min.), unter Medetomidin aber immerhin 30–45 Minuten anhält.

Bei alleiniger Applikation eines $\alpha_2$-Agonisten sind die Tiere durch äußere Reize (starker Schmerz, Umlagerung, laute Geräusche) häufig in heftige Exzitationen zu versetzen. Auch diese oft sehr unangenehmen Erscheinungen sind nur durch eine sofortige i.v.-Injektion eines Hypnotikums (z.B. von Propofol) zu beenden. Voraussetzung für diese wichtige Maßnahme ist, dass man vor Beginn der Prämedikation einen Venenverweilkatheter gelegt hat.

Durch die prämedikative Applikation eines Neuroleptikums (z.B. Acepromazin) und eines Analgetikums (z.B. Levomethadon, Fentanyl) erreicht man einen neurolept-analgetischen Zustand (**Neuroleptanalgesie, NLA**), in dem eine tiefe Sedation gepaart mit einer ausgeprägten Analgesie eintritt. Eine besonders bewährte NLA stellt die Kombination Acepromazin/Levomethadon dar.

> [!] Das Opioid Levomethadon vermittelt nicht nur während der Anästhesie, sondern auch noch bis zu 5 Stunden nach dem Erwachen aus der Narkose eine belastbare Analgesie (Alef et al. 1999).

Es besteht aber in diesem Zustand eine enorme Überempfindlichkeit für Geräusche (Hyperakusie). Der scheinbar tiefe Schlaf bei mäßiger Relaxation kann deshalb durch Geräusche unterbrochen werden, was zu oft heftigen unkontrollierten, überschießenden, aber nur kurz andauernden, motorischen Sensationen führt, die einer Exzitation entsprechen.

Wurde **Ketamin** im Rahmen einer Anästhesie verwendet, so kann es postoperativ wirksam die zentrale Sensibilisierung verhindern. Es wirkt besonders gut bei ischämischem und somatischem Schmerz. Bei einer Dosis von 0,1–0,2 mg/kg, in der p.op. Phase verabreicht, hat es eine Wirkdauer von ca. 30 min. Es zeigt einen Synergismus mit den Opioiden (Lascelles 2000). Es verhindert in dieser Dosis für 10–12 Stunden die p.op. Hyperalgesie (Slingsby 1999).

Bereits eine geringe Menge eines Hypnotikums (Propofol, Thiobarbiturat) oder die Applikation niedriger Konzentrationen eines Inhalationsanästhetikums führen das Tier in den Idealzustand der chirurgisch nutzbaren Anästhesie – in das Anästhesiestadium $III_2$.

### 3. Anästhesiestadium $III_1$ (Stadium der Hypnose):

In dieser Phase der Anästhesie, die immer durch ein hypnotisch wirkendes Anästhetikum (z.B. Propofol, Barbiturat mit oder ohne Benzodiazepin- oder Neurolept-Prämedikation) oder durch ein Inhalationsanästhetikum (Isofluran, Sevofluran) hervorgerufen wird, besteht Bewusstlosigkeit mit guter Muskelerschlaffung (Relaxation), aber **keine Analgesie**. Schmerzreize führen zu Herzfrequenz-, Atemfrequenz- und Blutdruckerhöhungen durch Katecholaminausschüttung und eventuell auch zu unkoordinierten Bewegungen, die etwaige chirurgische Maßnahmen empfindlich stören können.

Mit einer Mononarkose durch ein injizierbares Hypnotikum oder Inhalationsanästhetikum kann dieses Narkosestadium $III_1$ erreicht werden. Eine Vertiefung bis zum Stadium $III_2$ ist nur durch kreislaufbelastende höhere Konzentrationen zu erreichen.

In diesem Stadium muss vom behandelnden Tierarzt abgewogen werden, ob die motorische Unruhe, die durch die Schmerzreize hervorgerufen wird, den Behandlungsablauf stört. Es muss auch immer bedacht werden, dass es durch lang anhaltende Schmerzen während dieses Stadiums zum neurogenen Schock mit allen Konsequenzen des Kreislaufversagens kommen kann (Hess 1924/25). Allerdings sind Schmerzreaktionen soweit sie nicht bleibende Schäden (z.B. Schock) hinterlassen, nicht tierschutzrelevant, weil im Anästhesiestadium $III_1$ eine retrograde Amnesie besteht.

> **!** Im Zweifelsfalle sollte eine analgetische Maßnahme wenigstens in Form eines kurz wirksamen Analgetikums (z.B. Fentanyl, Alfentanil, Remifentanil) oder ein auch postanästhetisch schmerzstillend nachwirkendes Analgetikum wie Levomethadon, Piritramid oder Pethidin eingesetzt werden.

Bei der Katze ist das Stadium $III_1$ mit deutlichen analgetischen Anzeichen auch durch das Steroidanästhetikum Alphaxolon-Alphadolon erreichbar (Alef und Oechtering 1993a).

4. **Anästhesiestadium $III_2$ (Stadium der chirurgischen Toleranz):**
In diesem Stadium sollte es nicht zu Schmerzreaktionen kommen, da definitionsgemäß eine **ausgeprägte Analgesie** bestehen muss.

Dieses Stadium ist durch eine reine Inhalationsanästhesie nur in toxischen Konzentrationsbereichen zu erzielen. Deshalb ist immer eine vernünftige Basisanästhesie über eine Injektionsnarkose nötig.

5. **Anästhesiestadium $III_3$ (Stadium der Depression):**
In diesem Stadium sind nahezu alle Reflexe ausgeschaltet. Atmung und Kreislauf sind stark deprimiert.

6. **Anästhesiestadium IV (Stadium der Asphyxie):**
Im Stadium der Asphyxie besteht absolute Reflexlosigkeit, Atemstillstand und massive Kleislaufdepression. Es ist keine Reaktion auf Schmerzreize zu erkennen.

Fazit:

> **!** Bis zu einer Narkosetiefe, die dem Stadium $III_1$ entspricht, ist mit keinerlei Analgesie zu rechnen. Deshalb müssen bei zu erwartenden Schmerzen zusätzlich analgetische Maßnahmen ergriffen werden. Allerdings können kurzfristige, schmerzhafte Eingriffe im Stadium $III_1$ toleriert werden, da eine retrograde Amnesie besteht.

# 8 Wie appliziert man Analgetika?

> ❗ Die ausschlaggebenden Kriterien für die Applikationsart sind Stressfreiheit für Patient und Tierarzt (und evtl. Besitzer) und gute Verträglichkeit!

- Prinzipiell gilt die **orale** Route als stressfrei v.a. bei Langzeittherapie. Dabei ist eine Applikation über Futter oder Wasser allerdings zu ungenau. V.a. Nager nehmen dann zu wenig Futter/Wasser incl. Substanz auf. Bei den Opiaten muss beachtet werden, dass große Mengen der Substanz noch vor dem Eintritt der analgetischen Wirkung direkt von der Leber metabolisiert werden und damit sehr hoch dosiert werden müssten.

- Eine **lokale** Applikation ist normalerweise nicht sinnvoll, mit Ausnahme der Möglichkeit, das Opioid Fentanyl über ein Pflaster zu verabreichen (Kap. 5), das zwar lokal aufgetragen wird, aber systemisch wirkt. Inwieweit sich in den nächsten Jahren eine intraartikuläre Applikation von Opiaten durchsetzen kann, muss noch abgewartet werden. Opiate scheinen, v.a. wenn sie in ein entzündetes Gelenk verabreicht werden, ausgezeichnete analgetische und auch entzündungshemmende Wirkungen zu haben (Keates et al. 1999).

- Prinzipiell ist eine **epidurale** bzw. auch **intrathekale** Gabe von Morphinen oder Lokalanästhetika oder auch eine **Leitungsanästhesie** unter Allgemeinanästhesie mit postanästhetischem analgetischem Nachwirken sinnvoll und bei Tieren bis hinunter zur Größe eines Meerschweinchens auch möglich. Das Liegenlassen eines epiduralen Katheters, wie in der Humanmedizin zur patientengesteuerten Analgesie üblich, erscheint den Autoren beim Tier-Patienten nicht praxisrelevant.

## 8.1 Systemische Applikationsarten

Im Routinefall werden Analgetika systemisch verabreicht. Es stehen die i.v.-, i.m. und die s.c.-Route zur Verfügung. Als stressfrei kann die i.v.-Gabe über liegende Katheter, dann auch von kürzerwirksamen Analgetika wie Metamizol, Butorphanol oder Tramadol über Dauertropf, bzw. besser über Spritzenpumpen, sog. Perfusoren gelten. Dieses System sollte v.a. bei Intensivpatienten eingesetzt werden.

In jeder Praxis kann die s.c.-Gabe von langwirksamen Analgetika (Buprenorphin, Carprofen, Meloxicam, Flunixin-Meglumin, etc.) alle 12 bzw. 24 Stunden durchgeführt werden (Kap. 5).

Eine i.m.-Applikation kann routinemäßig, wegen des dabei produzierten Stresses nicht empfohlen werden.

Zu Beginn jeglicher Schmerztherapie empfiehlt sich der Einstieg systemisch, wenn möglich i.v., um innerhalb kurzer Zeit sicher einen ausreichend hohen Spiegel zu erreichen. Danach kann vom Tierarzt bzw. vom Besitzer die Therapie meist problemlos p.o. weitergeführt werden.

Prinzipiell ist ein parenteral appliziertes Analgetikum magenverträglicher als ein peroral verabreichtes, auch wenn z.B. bei den NSAIDs die Blockademechanismen an der Cyclooxygenase in beiden Fällen magenschädigend wirken. Es ist zudem zu bedenken, dass bei einem kranken Patienten mit Inappetenz sowieso auf die parenterale Route ausgewichen werden muss. Handelt es sich um ein Tier mit schlechten resorptiven Bedingungen (unterkühlt, Vasokonstriktion) empfiehlt sich eine i.v.-Applikation.

8.1 Bevorzugte Applikationsarten bei den jeweiligen Spezies

|  | **Beginn** | **Fortführung** |
|---|---|---|
| Hund, Katze | i.v., i.m., s.c. | i.v., s.c., p.o. |
| Nager, Kaninchen | s.c. (Kan. evtl. i.v.) | s.c., p.o. |

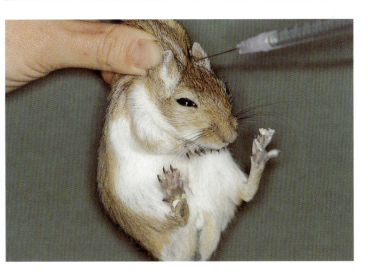

8.1 S.c.-Applikation bei einem Gerbil (Griff löst Tragestarre aus)

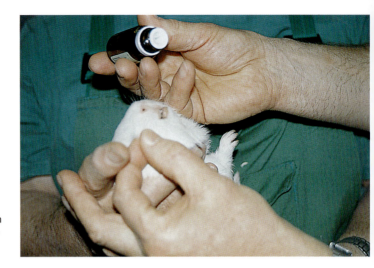

◉ 8.2 P.o.-Applikation von Tropfen beim Meerschweinchen

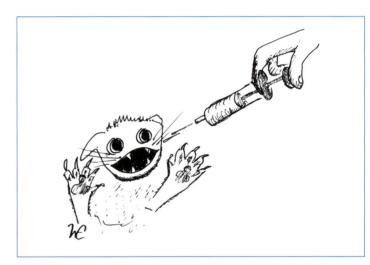

◉ 8.3 P.o.-Applikation bei fauchender Katze

Die zu wählende Applikations-Route ist auch von den speziesspezifischen anatomischen Möglichkeiten abhängig.

## 8.2 Lokal- bzw. Regionalanalgesie

Wie bereits kurz dargestellt bestehen verschiedene Methoden, die Lokalanalgesie einzusetzen. Die einzelnen Techniken sind meist nach ihrem Einsatzort (z.B. Oberflächenanalgesie) bzw. nach ihrer Applikationsweise (z.B. Infiltrationsanalgesie) benannt.

## 8.2 Lokal- bzw. Regionalanalgesie

Die Oberflächenanästhesie (Oberflächenanalgesie) wird sowohl zur Betäubung der Nervenenden in der Schleimhaut und der Haut als auch zur Betäubung der empfindlichen Kornea eingesetzt.

Oberflächen-
analgesie

- **Schleimhäute:**
  Die Schleimhäute des Gastrointestinal-, des Urogenital- und des Respirationstraktes sowie die serösen Oberflächen des Thorax und des Abdomens können mit LA-Spray, -gel oder -lösung bepinselt, besprüht oder gespült werden. Um toxische Effekte bei der Applikation der LA zu vermeiden, sollte man grundsätzlich die niedrigste effektive Konzentration wählen. Verglichen mit der Infiltrationsanalgesie ist bei der Oberflächenanalgesie mit 2–4%-igem Lidocain der Wirkungseintritt mit ca. 5 min. verzögert und der analgetische Effekt geringer. Die Wirkdauer liegt bei der Oberflächenanalgesie normalerweise bei 30–45 min.

  Oberflächenanalgesien mit Lidocain-Spray 10% (z.B. zur Larynxschleimhautanästhesie) können innerhalb von 1–2 min. eine Betäubung der Schleimhaut bis zu einer Tiefe von 2 mm erzeugen. Es ist zu bedenken, dass es sich um ein Arzneimittel für den humanmedizinischen Gebrauch handelt und die applizierte Dosierung bei einem kleinen Tier, z.B. Katze, nach Meinung der Autoren durchaus Kreislaufwirkung haben kann. Deshalb ist Lidocain-Gel, das über eine geknöpfte Kanüle oder über den Plastikteil einer Verweilkanüle gezielt am Larynx plaziert werden kann, dem Spray vorzuziehen. Für Allgemeinanästhesien, die kürzer als 45 min dauern, muss bedacht werden, dass eine Lokalanalgesie des Larynx darüberhinaus anhalten kann und deshalb bei spontaner Futter- oder Wasseraufnahme oder bei Erbrechen der Schutzreflex nicht präsent ist und es dadurch zur Aspiration kommen kann.

> **Die wichtigsten Lokalanästhetika für die Oberflächenanalgesie der Schleimhäute sind:**
>
> Lidocain 2–5–10%
> Proparacain 0,5%
> Tetracain 0,5–2%

- **Haut:**
  Eine Oberflächenanalgesie der äußeren Haut kann durch eine Creme, die eine 5%-ige Mischung aus Lidocain und Prilocain (EMLA-Creme®) darstellt, erzeugt werden. Sie soll beim Menschen die Barriere des Stratum corneum durchdringen und nach 1 Stunde seine maximale Wirkung zeigen. Über die effektive klinische Wirkung beim Hund, dessen Hautaufbau zu dem des

Menschen unterschiedlich ist, gibt es bislang keine Berichte. Allerdings kann eine ausgezeichnete Wirkung am Kaninchen- und am Katzenohr festgestellt werden. Zudem werden die Gefäße durch die Vasodilatation besser dargestellt.

- **Kornea:**
Wegen der hohen Empfindlichkeit der Kornea sollte man zu ihrer lokalen Betäubung spezielle, möglichst gewebefreundliche und neutrale Lokalanalgetika-Lösungen verwenden. Dabei muss bedacht werden, dass alle derzeit auf dem Markt befindlichen Lokalanalgetika für die Kornea in gewisser Weise epithelschädigend wirken, indem sie beispielsweise die oberflächlichen Zellschichten mehr oder weniger stark dehydrieren.

**Die wichtigsten Lokalanalgetika für die Oberflächenanästhesie der Kornea sind:**

Oxybuprocain 0,4–0,45%
Prooxymetacain 0,5–0,55%
Tetracain 6%

**Infiltrationsanalgesie**

Die Infiltrationsanästhesie bedeutet eine extravaskuläre Injektion eines Lokalanästhetikums in ein mehr oder weniger gut umschriebenes Gewebegebiet.

Mittel der Wahl zur Infiltrationsanalgesie ist Lidocain in 0,5–2%-iger Lösung.

Die Dosierung für Lidocain und Mepivacain liegt im Bereich von 2–5 mg/kg KGW. Die Dosierung für Procain ohne Sperrkörper (Epinephrin) liegt bei 4–6 mg/kg.

Verwendet man die oben genannten LA mit Sperrkörperzusatz (Epinephrin 1:200 000 verdünnt), so kann die Dosierung auf 5–8 mg/kg erhöht werden (Skarda 1993a).

Eine Sonderform der Infiltrationsanalgesie stellt die Plexusanalgesie des Plexus brachialis dar. Diese Form der Infiltrationsanalgesie dient vor allem der Anästhesie/Analgesie der distalen Vordergliedmaße.

**Die wichtigsten Lokalanästhetika für die Infiltrationsanalgesie sind:**

Lidocain, Procain und Mepivacain 0,5–2% ohne und mit Epinephrin-Zusatz.

Die Blockade eines einzelnen Nervenstranges bedarf einer Infiltration des den Nerven umgebenden Bindegewebes. Dazu sind meist geringere Mengen an Lokalanästhetikum notwendig als bei der einfachen Infiltrationsanästhesie (ca. 1–2 ml), was natürlich auch die Gefahr einer Intoxikation senkt. Vor allem für die Leitungsanästhesie der aus den Foramina austretenden Nerven am Kopf sollte man auf geringe Injektionsvolumina achten.

Leitungsanalgesie

### Die Blockade der Nerven des Gesichtsschädels

Wegen der hohen Schmerzhaftigkeit in diesem Bereich und der dadurch ansonsten notwendigen tiefen Allgemeinanästhesie wird sie häufig durchgeführt. In Kombination mit einer guten Sedation oder einer flachen Allgemeinanästhesie können sehr gezielt die Versorgungsgebiete der Kopfnerven blockiert werden. Wie oben bereits erwähnt, kann durch die Injektion geringer Mengen (1–2 ml) an Lidocain 2% in die Foramina der Nervenaustrittstellen eine sehr effektive Schmerzausschaltung erzielt werden.

> **!** CAVE! Es muss beachtet werden, dass es bei der Leitungsanästhesie im Bereich der Mandibula (LA-Depot im Bereich des Foramen mandibulae) auch zur Gefühllosigkeit der Zunge kommen kann, was bei Erwachen der Tiere aus der Basisanästhesie die Gefahr von Zungenverletzungen in sich birgt.

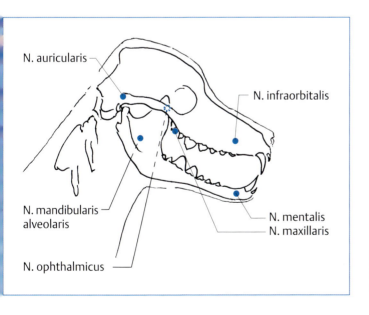

8.4 Platzierung der Kanülen zur Blockade einiger Gesichtsnerven

Folgende Leitungsanästhesien am Kopf sind sinnvoll:

**N. mandibularis alveolaris**: Intraoral oder von ventral perkutan in oder an das an der Innenseite der Mandibula gelegene Foramen mandibulae.

**N. mentalis**: Perkutan kurz hinter den Canini an der Mandibula in das Foramen mentale.

**N. infraorbitalis**: Perkutan nasal des medialen Augenwinkels an das Foramen infraorbitale.

**Nn. maxillaris, ophthalmicus, lacrimalis, zygomaticus**: Perkutan an der Fissura orbitalis.

**Die Blockade des Plexus brachialis**

Beim Hund dient sie der Ausschaltung der motorischen und sensiblen Nervenfasern im Bereich der Vorderextremität. Betroffen sind die **Nn. ulnaris, radialis, medianus, musculocutaneus und axillaris.**

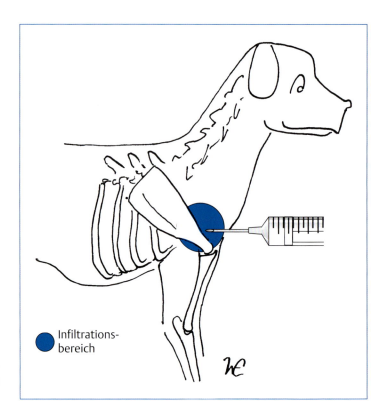

8.5 Platzierung der Kanüle zur Blockade des Plexus brachialis

Zur Injektion verwendet man eine etwa 8 cm lange Kanüle (22 G).

Die Punktionsstelle liegt auf Höhe des Schultergelenkes. In der Mitte zwischen Sternum und Gelenk wird die Kanüle in Richtung auf die Knorpel-Knochengrenze der ersten Rippe vorgeschoben und bei Erreichen des Widerstandes $^{1}/_{2}$–1 cm zurückgezogen.

Nach Aspiration werden 10–15 ml Lidocain 2% injiziert.

### Die Blockade der Nerven der Hinterextremität

Sie ist günstigerweise durch die lumbosakrale Epiduralanalgesie/ Anästhesie erreichbar.

### Die Blockade der Interkostalnerven

Sie ist bei der Thorakotomie eine äußerst sinnvolle und hilfreiche Ergänzung der unbedingt notwendigen Allgemeinanästhesie und der postoperativen Schmerzbekämpfung. Dazu wird im Bereich der Rippenköpfchen der zwei kranial und einer oder zwei der kaudal der interkostalen Inzision gelegenen Rippen mit einer je nach Größe des Tieres gewählten Injektionskanüle je 2–3 ml Bupivacain injiziert.

Eine solche Regionalanästhesie hat den großen Vorteil, dass die enormen postoperativen Schmerzen für etwa 5 h ausgeschaltet werden können und so eine adäquate Atmung gewährleistet werden kann (Henke et al. 1998).

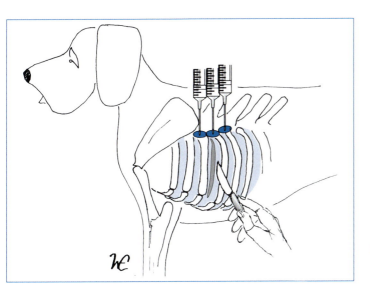

8.6 Blockade der Interkostalnerven zur lateralen Thorakotomie

Der Einsatz von Bupivacain in diesem Bereich unter der Indikation einer auch postoperativ äußerst schmerzhaften Thorakotomie kommt einer „Preemptive Analgesia" gleich.

| Die wichtigsten Lokalanalgetika für die Leitungsanalgesie sind: |
| --- |
| Lidocain 2% <br> Bupivacain 0,25% |

### Die lumbosakrale Epidural-Analgesie/Anästhesie

Epidurale Injektionen von Lokal-Anästhetika wie Lidocain oder Bupivacain werden eingesetzt, um intraoperativ eine vollständige Schmerzfreiheit in der hinteren Hälfte des Körpers hervorzurufen. Gleichzeitig wird die Motorik in diesem Bereich aufgehoben. Die Epidural-Anästhesie dient vor allem der Einsparung von Allgemeinanästhetika während schmerzhafter Eingriffe bei Risikopatienten.

In speziellen Fällen kann die epidurale Anästhesie/Analgesie auch zur postoperativen Physiotherapie eingesetzt werden, wenn die passive Bewegung der jeweiligen Extremität besonders schmerzhaft ist. Lokalanästhetika in niedrigerer Dosierung können eine Schmerzfreiheit mit geringeren motorischen Beeinträchtigen hervorrufen, es ist jedoch äußerst schwierig und unzuverlässig, die gewünschte moderate Wirkung durch titrierende Applikation des Lokalanästhetikums akkurat zu erreichen.

Eine effektive Epidural-Analgesie kann durch Applikation von Opioiden und $\alpha_2$-Agonisten hervorgerufen werden und reicht etwa bis zu den Vorderextremitäten. Die epidurale Gabe von Opioiden lässt erwarten, dass nahezu keine Auswirkungen auf die Motorik bestehen. Sie erzeugt eine Schmerzlinderung, aber keine vollständige Schmerzausschaltung. Die Dauer der Schmerzlinderung ist dabei vor allem von der Art des Analgetikums abhängig.

### Notwendige Instrumente zur einmaligen epiduralen Punktion

- 5–10 cm lange, 18–20 G, flach abgeschrägte Lumbalpunktionsnadel mit oder ohne Mandrin
- Leichtgängige Injektionsspritzen (am besten Glasspritzen mit widerstandsarm beweglichem Stempel)

## Technik

Bei der Epidural-Anästhesie wird das LA in den Epiduralraum verabreicht.
- Die Punktion muss unter sterilen Kauthelen durchgeführt werden.
- Sie kann durch vorhergehende Infiltration der Punktionsstelle mit Lidocain 2% und/oder einer allgemeinen Sedation erleichtert werden.
- Die Kanüle wird beim Hund in der Mitte (bei der Katze im hinteren Drittel) des Spatium lumbosacrale, das auf der Mitte der Verbindungslinie zwischen den beiden Hüfthöckern dicht hinter dem Dornfortsatz des 7. Lendenwirbels aufzufinden ist, angesetzt (Dobromylskyj et al. 2000).

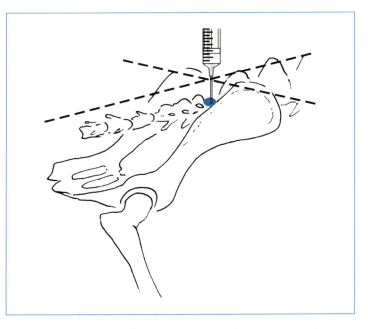

◙ 8.7 Platzierung der Kanüle im Spatium lumbosacrale zur Epiduralanalgesie

- Die Kanüle wird senkrecht nach ventral geschoben, bis beim Erreichen des Ligamentum interarcuatum ein Widerstand auftritt, der mit leichtem Druck zu überwinden ist.
- Nachdem die Kanüle das Ligament durchstoßen hat, ragt sie in den Epiduralraum. Je nach Größe des Tieres steckt die Nadel 1,2–4 cm tief.
- Aus der Kanüle darf weder Blut (Punktion des Venenplexus) noch Liquor (Punktion des Liquorkanals) abfließen.
- Bei der Katze reicht das Rückenmark bis zum S1-S2, sodass es leichter ist, die Dura zu durchstoßen. Wenn das eintritt, kann

man eine Schwanzbewegung beobachten, was bedeutet, dass die Kanüle mit der Cauda equina in Kontakt gekommen ist (Dobromylskyj et al. 2000).
- Der Stempel der aufgesetzten, mit Luft gefüllten Glasspritze muss mit eigener Schwerkraft heruntersinken. Mit einer Plastikspritze muss Luft ohne Widerstand und dann auch Lokalanalgetikum (LA) widerstandsfrei injiziert werden können.

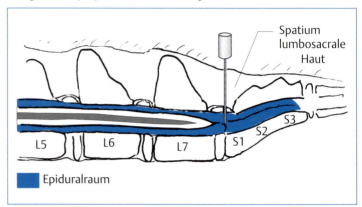

8.8 Platzierung der Kanüle im Epiduralraum

### Dosierung

Die Dosierung des LA richtet sich günstigerweise nach der Scheitel-Steiß-Länge (SSL) des Tieres. Die SSL ist die Entfernung zwischen Okziput und Schwanzansatz. Es gilt folgendes Schema nach Frey und Völker (Westhues und Fritsch 1960):

**Dosierungen der Epiduralanalgesie für Operationen im Bereich des Abdomens an Hand der Scheitel-Steiss-Länge (SSL)**

| SSL cm bis | 40 | 45 | 50 | 55 | 60 | 65 | 70 | 75 | 80 | 85 | 90 | 95 | 100 |
|---|---|---|---|---|---|---|---|---|---|---|---|---|---|
| LA* in ml | 2,0 | 3,0 | 3,5 | 4,25 | 5,0 | 5,5 | 6,5 | 7,0 | 8,0 | 8,5 | 9,25 | 10,0 | 10,25 |

Für Operationen im Bereich der Hintergliedmaßen reichen vier Fünftel der Dosis aus.
LA*  Lokalanalgetikum Lidocain 2% oder Bupivacain 0,25%

Eine Dosierung nach Kilogramm Körpergewicht wird von Skarda (1993) vorgeschlagen:

**Dosierung der Epiduralanalgesie an Hand des Körpergewichts**

| | |
|---|---|
| Für Analgesie bis TH5 (Op im Bereich des Abdomens) | 1 ml LA* pro 3,7 kg |
| Für Analgesie bis L2 (Op im Bereich der Hintergliedmaßen) | 1 ml LA* pro 5,0 kg |

LA*  Lokalanalgetikum Lidocain 2% oder Bupivacain 0,75%

Bei Verwendung von LA mit Zusatz von Adrenalin (Epinephrin) kann die Resorptionsgeschwindigkeit verzögert werden.

Bupivacain mit Sperrkörperzusatz (Adrenalin) bewirkt eine Regionalanalgesie bis zu 6 Stunden.

**Bevorzugte LA für die Epiduralanalgesie**

Lidocain
Mepivacain
Bupivacain
Ropivacain
Prilocain
Etidocain

**Epidurale Daueranalgesie über einen epidural liegenden Katheter**

Der Einsatz eines epidural plazierten Dauerkatheters wird nicht routinemäßig durchgeführt, da die Gefahr einer Schädigung des Rückenmarks, der Dura oder auch der abgehenden Nerven, vor allem aber der Infektion besteht. Das Legen eines epiduralen Katheters ist allerdings verhältnismäßig einfach und auch gar nicht so gefährlich, wenn man die Methodik beherrscht.

Das Instrumentarium für diese Prozedur besteht aus einer speziellen Punktionsnadel (Tuohy-Nadel), deren Besonderheit in einer endständigen Kurvatur mit einer seitständigen Öffnung zur 90°-Führung des Katheters besteht. Für den Hund sollte eine solche Nadel eine Stärke von etwa 17–18 G mit passendem Polyethylen-Katheter haben.

Die Tuohy-Nadel sollte im Spatium lumbosacrale, wie die übliche Epiduralkanüle plaziert werden.

Die Katheterisierung kann durch eine Lokalanalgesie des Spatium lumbosacrale mit ca. 2 ml Lidocain 2%-ig erleichtert werden.

Die Tuohy-Nadel wird in einem Winkel von 15–45° zur Vertikalen hin, mit der Öffnung nach kranial in das Spatium eingestochen.

Es ist günstig, einen Katheter mit Mandrin zu verwenden. Beim Einführen des Katheters kann ein leichter Widerstand beim Passieren der Nadelspitze (wegen der Kurvatur) auftreten. Der Katheter sollte mit Markierungen versehen sein, damit man erkennen kann, wie weit er in den Wirbelkanal eingeführt ist.

Die Katheterspitze kann im Bereich zwischen L4 und T1 platziert werden. Der Mandrin im Katheter sorgt dafür, dass der Katheter sich nicht im Wirbelkanal aufrollt oder umknickt. Wenn der

Katheter in gewünschter Position liegt, wird der Mandrin entfernt und das Analgetikum appliziert.

**Wirkungsweise der Lokalanalgetika im Epiduralspalt**

Die epidural verabreichten LA scheinen an den intraduralen Nervenwurzeln und der Peripherie des Rückenmarks anzugreifen. Die Wirkdauer der LA im Epiduralspalt ist vor allem abhängig von ihrer Fettlöslichkeit. Die Wirkung der LA wird aber auch noch von anderen physikalisch-chemischen Größen wie dem pKa-Wert, dem pH-Wert der Lösung und des Gewebes sowie der Plasma-Protein-Bindungs-Kapazität bestimmt:

- Stark lipophile Substanzen wirken länger.
- Je niedriger der pKa-Wert, die Dissoziationskonstante einer Substanz, um so höher ist der Anteil an freier Base, und um so leichter wird infolgedessen das Nervengewebe penetriert.
- Je höher die Plasma-Protein-Bindung, desto länger ist auch die Wirkzeit.
- Bei saurem pH kann das LA nur schwer in das Nervengewebe eindringen.

Die folgende Tabelle (modifiziert nach Heavner 1999) soll einige dieser physikalisch-chemischen Eigenschaften für einige wichtige LA im Vergleich zum Leit-LA Procain beim epiduralen Einsatz aufzeigen (Tab. 8.2).

8.2 Physikalisch-chemische Eigenschaften der LA

| Lokal-Analgetikum | Relative Potenz (Procain = 1) | Fettlöslichkeit | pKa-Wert | Plasma-Protein-Bindung | Wirkungseintritt | Wirkdauer (min.) |
|---|---|---|---|---|---|---|
| **Procain** | 1 | 1 | 8,9 | 6 | langsam | 60–90 |
| **Mepivacain** | 2 | 2 | 7,6 | 75 | schnell | 120–240 |
| **Lidocain** | 2 | 3,6 | 7,7 | 65 | schnell | 90–200 |
| **Tetracain** | 8 | 80 | 8,6 | 80 | langsam | 180–600 |
| **Bupivacain** | 8 | 30 | 8,1 | 95 | mittel | 180–600 |
| **Etidocain** | 8 | 140 | 7,7 | 95 | schnell | 180–600 |

**Epidurale Applikation von Analgetika (Opioide, $\alpha_2$-Agonisten)**

Ein besonderer Vorteil der epiduralen Applikation von sonst systemisch verabreichten Analgetika ist, dass es normalerweise nicht zu gravierenden Kreislauf- und Atmungsbelastungen und auch nicht zu Einschränkungen in der Motilität der Tiere kommt.

- **Opioide:** Die Wirkungsweise der Opioide bei epiduraler Applikation ist nicht so recht geklärt. Sowohl die systemische Resorption als auch die Diffusion ins Rückenmark können den analgetischen Effekt ausmachen.

Neuere Untersuchungen haben ergeben, dass epidural verabreichte Opioide höchstwahrscheinlich durch die Dura diffundieren. Man vermutet, dass sie dann spinal präsynaptisch das Freiwerden von Substanz P verhindern und durch postsynaptische Rezeptoren die Zellen hyperpolarisieren. Auf diese Weise dämpfen sie die Schmerzempfindung, ohne die Motorik maßgeblich zu beeinflussen.

Die physikalisch-chemischen Eigenschaften der Opioide, vor allem die Fettlöslichkeit, der pKa-Wert, das Molekulargewicht und die Rezeptorbindung sind bedeutend für ihre pharmakokinetischen Eigenschaften sowie für Wirkungsbeginn und Wirkdauer.

Für die Epidural-Analgesie gilt **Morphin**® als die brauchbarste Substanz. Es ist relativ hydrophil und verbleibt deshalb sehr lange im ZNS. Die analgetische Wirkung kann sich wegen seiner „Fluktuation" auch entfernt von seiner Injektionsstelle entwickeln. Es besteht eine nichtsegmentale Verteilung der Analgesie im Vergleich zu anderen, verhältnismäßig stärker fettlöslichen Substanzen, wie dem Oxymorphon, das sehr rasch an Opiat-Rezeptoren im Rückenmark in der Nähe der Injektionsstelle bindet und daher nur eine gering Verteilung im ZNS erfährt (Heavner 1999).

Bei Hund und Katze wirkt Morphin in einer Dosis von 0,1 mg/kg innerhalb 20–60 Minuten. die Wirkdauer beträgt etwa 16–24 Stunden (Bonath und Saleh 1985, Dodman et al. 1992, Dobromylskyj et al. 2000). Morphin kann, intraoperativ verabreicht, die Menge an Inhalationsanästhetika um 30–40% reduzieren.

Die epidurale Wirkung von **Buprenorphin** scheint der von Morphin sehr ähnlich zu sein. Seine analgetische Wirkung ist bei epiduraler Applikation etwa 8 mal größer als die von Morphin, sodass die epidurale Dosierung für Buprenorphin etwa bei 0,0125 mg/kg liegt.

Andere Opioide, wie Methadon, Fentanyl, Sufentanil oder Butorphanol zeigen gegenüber der systemischen Applikation keinen besonderen Vorteil oder wirken epidural sogar schlechter analgetisch (Dobromylskyj et al. 2000).

Als Nebeneffekte können nach epiduraler Gabe von Morphin selten Pruritus oder Atemdepression und häufiger Harnverhaltung auftreten. Man sollte also die Urinausscheidung überwachen (Herperger 1998). Bei Hund und Katze kommt es nur sehr selten zum Erbrechen nach epiduraler Applikation von Morphin, da wahrscheinlich nur ca. 0,3% des Morphin die Duraschranke durchdringen (Durant und Yaksh 1986).

Die Nebeneffekte des epiduralen Morphin können durch vorsichtige titrierende Gaben von Naloxon erfolgreich bekämpft werden, ohne den zentral analgetischen Effekt aufzuheben.

- $\alpha_2$-**Adrenozeptoragonisten:** Die $\alpha_2$-Agonisten interagieren mit dem adrenergen System im Rückenmark und verhindern damit die Übertragung der nozizeptiven Information im ZNS. Die alleinige epidurale Gabe von $\alpha_2$-Agonisten, die eine Analgesie hervorrufen soll, verursacht wegen ihrer systemischen Resorption bisweilen starke sedative Erscheinungen. Man versucht sie daher mit Morphin oder Diazepam zu kombinieren.

Die epidurale Gabe von **Xylazin**, das eine ähnliche Strukturformel hat wie Lidocain, in einer Dosierung von 0,75 mg/kg ergibt den Zustand der Chirurgischen Toleranz bei gleichzeitiger systemischer Applikation von Diazepam 0,5 mg/kg. Gute Resultate können auch gesehen werden, wenn die geringe Dosis von nur 0,02 mg/kg Xylazin mit 0,1 mg/kg Morphin epidural verabreicht werden.

Der derzeit potenteste $\alpha_2$-Agonist ist das **Medetomidin**. Mit der epiduralen Gabe von 0,01–0,015 mg/kg kann man eine 4–8stündige postoperative Analgesie erreichen. Allerdings kommt es dabei bisweilen zu Bradykardie und AV-Block II. Grades. Bei Katzen kommt es meist zum Erbrechen.

Bewährt hat sich die Kombination von Morphin 0,1 mg/kg mit Medetomidin 0,005 mg/kg (verdünnt mit 0,9% NaCl in Mischspritze, sodass sich eine Injektatmenge von 1 ml/4,5 kg ergibt, Heavner 1999).

Die folgende 8.3 zeigt einige Vorschläge zur epidural verabreichten Langzeit-Analgesie für Hund und Katze (modifiziert nach Skarda 1996 und Dobromylskyj et al. 2000).

8.3 Dosierungen von Opioiden und $\alpha_2$-Agonisten zur epiduralen Langzeitanalgesie

| Analgetikum | Dosierung (mg/kg) | Wirkungseintritt (min.) | Wirkdauer (h) |
|---|---|---|---|
| Morphin | 0,1 | 20–60 | 16–24 |
| Methadon | 0,7–1,0 | 5–10 | 4–9 |
| Buprenorphin | 0,005–0,015 | 40–60 | 16–24 |
| Medetomidin | 0,01–0,015 | 5–10 | 1–8 |
| Morphin/Medetomidin | 0,1/0,001–0,005 | 10–30 | 16–24 |
| Morphin/Bupivacain | 0,1/1,0 | 10–15 | 16–24 |
| Morphin-Infusion | 0,3/24 h | 20–60 | > 24 |
| Morphin/Bupivacain-Infusion | 0,3/0,75/24 h | 10–15 | > 24 |
| Fentanyl | 0,001–0,01 | 15–20 | 3–5 |
| Pethidin | 0,5–1,5 | 10–30 | 5–20 |
| Oxymorphon | 0,05–0,15 | 20–40 | 10–22 |

**Intravenöse Regionalanalgesie**

Die intravenöse Regionalanästhesie (BIER-Block) kann nur zu Operationen an den Extremitäten genutzt werden.

Zu dieser Methode muss die Extremität mit einem Tourniquet gestaut und ein LA (ohne Sperrkörper!) unterhalb dieser Stauung in eine möglichst distal gelegene Vene injiziert werden. Die Gummistaubinde sollte an der Vorderextremität proximal des Ellbogens, an der Hinterextremität proximal des Sprunggelenks angelegt werden.

! Die Blutsperre sollte auf 2 Stunden begrenzt sein, da es sonst zu Toxizitätserscheinungen im Stauungsbereich kommen kann.

Nachteil der intravenösen Regionalanalgesie: Bei länger bestehender Blutsperre besteht beim Öffnen des Tourniquet die Gefahr eines Schocks wegen der im Stauungsbereich entstandenen toxischen Stoffwechselprodukte. Besteht der Tourniquet weit über die 2 Stunden hinaus, so ist mit Sepsis, Endotoxin-Schock, Verlust der Extremität und letztendlich dem Tod zu rechnen.

Der Vorteil dieser Technik ist die einfache Durchführbarkeit bei blutungsfreier Operation.

**Bevorzugtes LA für die intravenöse Regionalanalgesie**

Lidocain 2% ohne Adrenalin-Zusatz
Die Dosierung liegt bei 2–3 ml pro Injektion

# 9 Wie oft und wie lange sollen Analgetika postoperativ appliziert werden?

Das zu wählende Applikationsintervall hängt von der jeweiligen Substanz bzw. deren Halbwertszeit, der Applikationsroute (p.o. und s.c. oft leichter Depoteffekt) und der jeweiligen Tierart ab. Ein Übertragen von einer Tierart auf die andere ist, wie auch bei den Dosierungen, nicht ohne weiteres möglich.

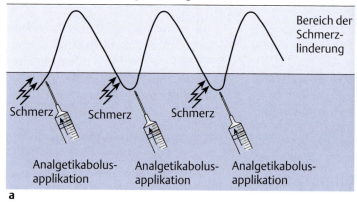

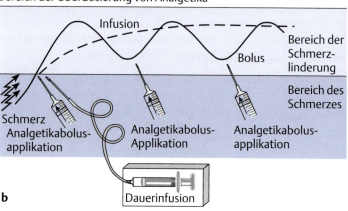

◧ 9.1 Gegenüberstellung eines Schemas „nach Bedarf" (a) und eines festen Konzeptes (b)

# 9 Wie oft und wie lange sollen Analgetika postoperativ appliziert werden?

**!** Prinzipiell muss der Patient über einen bestimmten Zeitraum im Stadium der Schmerzfreiheit gehalten werden, da er sonst über das „Belohnungsprinzip" in eine Abhängigkeit rutscht. Ein immer wieder durchschlagender Schmerzreiz ist schlechter und v.a. nur mit höheren Schmerzmitteldosen zu bekämpfen. Hält man sich nicht an dieses Therapiekonzept, so kommt es bei reinen Opiaten nach ca. 3 Tagen zur Abhängigkeit.

Am besten zu vermeiden sind Therapielöcher durch eine Dauertropfinfusion. Dabei sollte immer ein Tropfenzähler, bzw. besser ein Infusomat oder Perfusor zur dosissicheren Applikation verwendet werden.

Beispielhaft seien hier drei von Gantke (in Vorbereitung) zur p.op. analgetischen Versorgung von Intensivpatienten etablierte Regime erwähnt:

### Postoperative Analgesie

**Metamizol** (50%ig = 500 mg/ml)
  Zubereitung des Infusats: 25 ml NaCl + 25 ml Metamizol
  (1 ml ≙ 250 mg)
  Dosierung: 25 mg/kg/h = 0,1 ml/kg/h

**Tramadol** (5%ig = 50 mg/ml)
  Zubereitung des Infusats: 40 ml NaCl + 10 ml Tramadol
  (1 ml ≙ 10 mg)
  Dosierung: 1(–3) mg/kg/h = 0,1 (–0,3) ml/kg/h

**Piritramid** (0,75%ig = 7,5 mg/ml)
  Zubereitung des Infusats: 39 ml NaCl + 6 ml Piritramid
  (1 ml ≙ 1 mg)
  Dosierung: 0,1(–0,3) mg/kg/h = 0,1 (–0,3) ml/kg/h

Ein gefährliches Therapiekonzept stellt die sog. „Analgesie nach Bedarf" dar. Sie wird in praxi oft als „so wenig wie möglich" ausgelegt und durchgeführt. Dies ist immer falsch!

Eine Einschätzung der Schmerzstärke und der Dauer ist oft problematisch, da das Ausmaß des operativen Traumas oft nur gering mit der Stärke der p.op. Schmerzen korreliert.

Anhand von einfachen Score-Systemen kann die Schmerzhaftigkeit beim Einzelpatienten abgeschätzt werden (Kap. 4).

Einschätzung der p. op. Schmerzhaftigkeit

> **Für die p.op.-Analgesie kann ein allgemeiner Leitfaden zusätzlich helfen**
>
> - **Geringer Eingriff** (z.B. oberflächliche OP):
>   eine einmalige Applikation eines Opiats oder eines Nicht-Opiats ist ausreichend.
> - **Mittelgroßer Eingriff** (z.B. Laparotomie, Gelenkschirurgie):
>   einmalig ein Opiat, danach für 24–48 Stunden Nicht-Opiat.
> - **Großer Eingriff** (z.B. Thorakotomie):
>   mind. 3 Tage Opiat + Nicht-Opiat, danach für 2–3 Tage Nicht-Opiat.

Dies entspricht dem in der Humanmedizin üblichen Stufenschema der World Health Organization (1986).

> [!] Ist man sich vollständig unklar, ob der Patient noch analgesiepflichtig ist, so sollte eine ausreichend hohe und starke *Testdosis* gegeben werden. Ist danach eine positive Veränderung im Verhalten des Tieres, v.a. in seiner Vigilanz feststellbar, so sind therapiebedürftige Schmerzen vorhanden, die dann auch weitertherapiert werden müssen.

# 10 Indikationen für eine Schmerzbehandlung

Schmerzen treten akut auf oder können chronisch sein. Akute Schmerzen können unvorhergesehen oder absehbar sein, was, ebenso wie das Vorhandensein von chronischen Schmerzen, Einfluss auf die Behandlungsmethode haben sollte.

Der Einsatz von Analgetika kann also aus folgenden Gründen nötig sein:

- prä-, intra- und postoperativ, vor dem Auftreten zu erwartender Schmerzen (präemptiv),
- nach dem Auftreten von akuten Schmerzen (z.B. post traumatisch),
- als Langzeitbehandlung (z.B. Arthrosen, Tumore)

**Präemptive Analgesie**

Bei der Schmerzbehandlung vor dem Auftreten von Schmerzen (präemptive Analgesie) werden Analgetika vor der Stimulierung des sympathischen Nervensystems, d.h. vor der Freisetzung von „parakrin" wirksamen Mediatoren verabreicht. Diese „vorauseilende" Schmerzblockade kann im Sinne des Tierschutzes Leiden einschränken und natürlich darüber hinaus in Bezug auf die negativen physischen Schmerzauswirkungen (Kap. 2) die angestrebten tierärztlichen Therapiebemühungen fördern. Eine vorauseilende analgetische Behandlung könnte, da noch kein Schmerzreiz eingesetzt hat und der erwartete postoperative Schmerzreiz vermutlich bereits gedämpft sein wird, erhebliche Mengen an Analgetika einsparen. Natürlich kann eine solche präemptive Analgesie nur bei vorplanbaren schmerzhaften Eingriffen erfolgen. Zu beachten sind hierbei evtl. Interaktionen der Analgetika mit den Anästhetika und deren kreislaufdepressiven Wirkungen, bzw. auch den Antibiotika durch eine Konkurrenz der Plasmaproteinbindung.

Das Regime der präemptiven Analgesie könnte auch das Phänomen der sekundären Hyperalgesie und des Schmerzgedächtnisses (Kap. 3) berücksichtigen.

# 10 Indikationen für eine Schmerzbehandlung

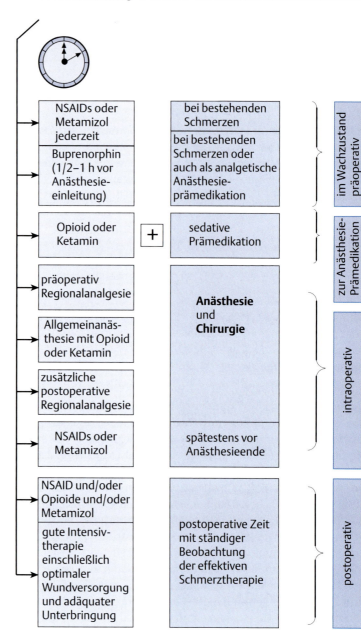

Abb. 10.1 Zum perioperativen Umgang mit der Schmerzbekämpfung

Sind die Schmerzen bereits vorhanden (z.B. posttraumatisch oder chronisch, wie bei Arthrosen), so muss der gesamte Komplex der Schmerzentstehung, -leitung und -antwort therapiert werden.

### Behandlung von Schmerzen bei akutem Trauma

Jedes Trauma ist mit einer mehr oder weniger starken Gewebeschädigung verbunden; dementsprechend ist mit schmerzhaften Zuständen zu rechnen. Allerdings besteht in der Anfangsphase v.a. bei verunfallten Patienten oft eine durch Schock veränderte Bewusstseinslage. Deshalb kann sich in dieser Akutphase tierärztliches Engagement ganz auf die Aufrechterhaltung der Vitalfunktionen mit Behebung lebensgefährlicher Situationen (Blutungen stillen, Atmung und Kreislauf sichern) konzentrieren. Dies ist zunächst einer Schmerzbehandlung vorzuziehen. Erst nach dieser Phase ist mit dem Bewusstwerden von Schmerzen zu rechen, die dann allerdings mit sofort wirkenden Substanzen behandelt werden müssen.

Verbrennungen sind akut als extrem schmerzhaft einzustufen. Da bei solchen Umständen meist eine Wundrevision oder -toilette vorgenommen werden muss, sollte eine Anästhesie mit guter analgetischer Abdeckung (z.B. NLA) möglichst bald eingeleitet werden. NSAIDs zur Reduktion der damit verbundenen Entzündungsvorgänge sollten gegeben werden, wirken aber nicht akut!

Bei traumatischen Knochenbrüchen kann der Akutschmerz nicht medikamentös bekämpft werden, da im Regelfall kein Tierarzt zugegen ist. Nach Stabilisierung einer Fraktur in der Praxis ist der Zustand nur noch als mäßig schmerzhaft einzustufen. Bis zu einer evtl. chirurgischen bzw. einer endgültigen konservativen Versorgung können NSAIDs zur Abschwellung und Reduzierung der entzündlichen Vorgänge hilfreich sein. Bei Bänderrissen ist ein ebensolches analgetisches Vorgehen zu empfehlen.

### Schmerzlinderung bei Operationen

Die Analgetikagabe ist immer in den Komplex der perioperativen Fürsorge mit einzubinden. Hierbei spielt auch der Operateur eine wesentliche Rolle. Er kann p.op. Schmerzen vermeiden durch:

- optimale Schnittführung und schonende OP-Technik führen zu geringerem Gewebstrauma
- Applikation von spannungsfreien Nähten
- Verwendung minimal invasiver Methoden

- lokalanästhetische Maßnahmen (Schnittinfiltration, Nervenblockade)
- schonende intra-operative Lagerung
- schonende Verbandstechnik
- Vermeidung von unnötigen Kathetern und Drainagen

Zusätzlich frühzeitig eingesetzte physikalische Maßnahmen (Kälte- oder Wärmekompressen, Massagen) können den p.op. Schmerz reduzieren helfen. Eine wesentliche Fürsorgemaßnahme stellt der Schutz vor Stress dar. So sind eine ungemütliche Umgebung mit Zugluft und nassem Untergrund der Garant für eine erniedrigte Schmerzschwelle. Zudem sollten die analgetischen Therapien niemals abrupt beendet, sondern immer stufenweise ausgeschlichen werden.

## 10.1 Perioperative und akut-traumatische Schmerztherapie

### Thorax und vorderes Abdomen

*Analgesie zur Thoraktotomie*

Eingriffe am Brustkorb verursachen, wie in Kapitel 1 schon dargestellt, starke postoperative Schmerzen, die den Patienten enorm belasten, indem sie die mechanische Atemtätigkeit stark behindern. Solche Operationen am oder im Thorax können im chirurgischen Zugang interkostal, vom vorderen Abdomen aus diaphragmal, oder sogar transsternal ausgeführt werden. Vor allem bei einem interkostalen Zugang kann, am besten nach Anästhesieeinleitung, die Blockade des zuständigen Interkostalnerven sowie des cranial und des caudal benachbarten Interkostalnerven mit einem langwirkenden Lokalanästhetikum (z.B. 0,25%-iges Bupivacain) den postoperativen Schmerz bis zu 5 Stunden p.op. vollständig ausschalten (◉ 8.6).

Ein während oder vor der Anästhesie verabreichtes NSAID in Kombination mit einem langwirkenden Opioid kann dann nach Abklingen der Regionalanalgesie die Freisetzung von Entzündungsmediatoren einschränken. Die postoperative Analgesie muss aber wegen der anhaltenden mechanischen und algetischen Belastung mindestens 48 Stunden mit Opioiden und NSAIDs und dann nach Bedarf mit NSAIDs und/oder Metamizol durchgeführt werden.

## Analgesie bei Thorakotomie

- Vor Anästhesieeinleitung eventuell NSAIDs
- Nach Anästhesieeinleitung:
  Interkostalnervenblockade in 3–5 Zwischenrippenräumen mit 0,25%-igem Bupivacain: 0,5–2,0 ml/Nerv
- Spätestens in der Aufwachphase:
  NSAID plus Opioid über 48–72 h
- Fortsetzung mit NSAIDs und/oder Metamizol solange wie nötig

**Analgesie bei Zwerchfellhernienoperation**

Der meist traumatisch bedingte Riss des Diaphragmas stellt wie die Thorakotomie eine mechanische und algetische Atembehinderung dar und sollte grundsätzlich einer Schmerzbehandlung ähnlich wie bei der Thorakotomie (außer Leitungsanästhesie) unterzogen werden.

Allerdings muss beachtet werden, dass häufig Darmanteile in den Thorax vorgefallen sind, die wegen der Verlagerung und der daraus meist entstehenden ischämischen Schädigung besonders empfindlich gegenüber negativen medikamentösen Einflüssen sind. Zur Analgesie ist daher das Mittel der Wahl grundsätzlich das spasmolytisch-analgetisch wirkende Metamizol, das während der Aufwachphase verabreicht werden sollte.

**!** Wenn Metamizol in der Aufwachphase verabreicht wird, sollte zur Narkose kein Barbiturat verwendet werden, da Metamizol im Verdacht steht, das Barbiturat aus seiner Plasmabindung zu verdrängen, was zu seiner Wirkverstärkung und zu einer für den Patienten eventuell gefährlichen Anästhesieverlängerung führen kann.

Die Schmerzen und damit die unmittelbare Atemdepression sind aber als so gravierend einzuschätzen, dass postoperativ über 24 Stunden zusätzlich ein langwirkendes Opioid, trotz seiner darmmotilitäseinschränkenden Wirkung zur Analgesieverstärkung eingesetzt werden sollte.

## Analgesie nach Zwerchfellhernienoperation beim Hund

In der Aufwachphase einer barbituratfreien Anästhesie:

- Metamizol 25 mg/kg langsam i.v. oder im Dauertropf verdünnt in Ringerlösung 5 mg/kg/h
- Zusätzlich Buprenorphin über 24 h, 2 mal 0,02 mg/kg s.c.

Fortführung der Metamizolmedikation 4 mal täglich über mindestens vier Tage oral oder als DTI

> **Analgesie nach Zwerchfellhernienoperation bei der Katze**
>
> Präemptiv oder in der Aufwachphase der Anästhesie (z.B. Ketamin/Medetomidin):
>
> - Buprenorphin 0,01 mg/kg i.m., s.c. alle 12–24 h über 36–48 h
>
> Fortführung der Analgesie mit NSAIDs, wenn kein intestinaler Schaden besteht, solange wie nötig

**Analgesie nach Torsio ventriculi**

Die Magendrehung beim Hund stellt bekanntermaßen prä- und postoperativ ein höchst schmerzhaftes Geschehen im vorderen Abdomen dar. Eine präemptive Analgesie ist nie möglich. Wegen der Beteiligung des oft stark in Mitleidenschaft gezogenen Magens ist der Einsatz von NSAIDs postoperativ kontraindiziert. Im Prinzip sollte also am besten nach dem Analgesieschema wie bei der Zwerchfellshernie verfahren werden.

### Hinteres Abdomen

**Analgesie nach Ileusoperationen**

Bei der chirurgischen Versorgung von Darmverschlüssen (Fremdkörperileus, Volvulus, Invagination u.s.w.) ist immer mit mehr oder weniger gravierenden Funktionseinschränkungen des Magen-Darmtraktes zu rechnen. Wegen der häufig kolikartigen Schmerzen bzw. der bereits sicheren Diagnose eines Ileus, wird meist bereits mit Metamizol prämediziert. Auch hier gilt, dass parallel zur Metamizolmedikation wegen der Plasmaproteinbindungskonkurrenz nach Möglichkeit keine Barbituratanästhesie zur Ileusoperation durchgeführt werden sollte.

Das Mittel der Wahl bei Ileusoperationen ist auf alle Fälle das Metamizol, da die Opioide die Darmmotilität einschränken (Gefahr des paralytischen Ileus) und die NSAIDs generell im Verdacht stehen, gastro-intestinale Nebenwirkungen zu verursachen.

Bei der Katze verursacht Metamizol intraoperativ, also während der Anästhesie verabreicht, keine vermehrte Salivation. Im Wachzustand muss eventuell die Salivation und die Schaumbildung vor dem Mund toleriert werden, da diese Erscheinung nur unästhetisch, aber für das Tier nicht schädlich ist.

> **Analgesie zu Ileusoperationen bei Hund und Katze**
>
> - Während der Aufwachphase aus einer barbituratfreien Anästhesie:
>   Metamizol 25 mg/kg *sehr langsam* i.v.
> - Postoperativ:
>   Alle 5 h 25 mg/kg langsam i.v. oder im Dauertropf mit Ringerlösung Metamizol 5mg/kg/h durchgehend über 3 Tage

**Analgesie zu Operationen an der Harnblase**

Vesicotomien sind meist wegen traumatisch entstandener Blasenruptur oder zur Entfernung von Blasensteinen notwendig. Diese Eingriffe im hinteren Abdomen sind wie die Ileusoperationen weniger schmerzhaft als die im vorderen Abdomen. Sie bedürfen vor allem einer spasmolytischen Therapie, was wiederum den Einsatz von Metamizol indiziert. Falls keine traumatisch bedingten intestinalen Insulte bestehen, können ohne weiteres auch Opioide und NSAIDs nach Bedarf verabreicht werden. Als besonders günstig zur Behandlung von entzündlichen Blasenverletzungen haben sich das NSAID Piroxicam und das Opioid Pethidin erwiesen.

> **Analgesie zu Operationen an der Harnblase**
>
> Hund:
> - Intra operationem:  Metamizol 25 mg/kg KGW *langsam* i.v.
> - Zur Fortführung:    Metamizol 25–50 mg/kg 4 x tägl. oder NSAIDs
>
> Katze:
> - Intra operationem:  Buprenorphin 0,005–0,01 mg/kg s.c.
> - Zur Fortführung:    NSAIDs

**Analgesie nach Kaiserschnitt**

Beim Kaiserschnitt hat man es grundsätzlich mit einer Patientin zu tun, der bereits eine natürliche präemptive Analgesie zuteil geworden ist. Gebärende verfügen über einen sehr hohen β-Endorphinspiegel, also bereits über eine einigermaßen belastbare Analgesie. Dieser körpereigene Opioidspiegel hält aber nur wenige Stunden an, sodass danach medikamentös eingegriffen werden muss. Eine postoperative Schmerzlinderung ist aber problematisch, weil das jeweilige Analgetikum über die Milch von den Neugeborenen aufgenommen wird und zur Reduktion ihrer Vigilanz führen kann. Als Mittel der Wahl bietet sich daher das Metamizol in einer Präparation ohne Phenol- oder Benzyl-Zusatz (z.B. VETALGIN®) an.

> **Schmerzlinderung nach Sectio caesarea**
> - Im unmittelbaren Zeitraum der Geburt besteht bei der Mutter ein ausreichender β-Endorphinspiegel
> - Nach Abklingen dieses Spiegels:
>   Hund: Metamizol 25mg/kg p.o. über 1–3 d
>   Katze: Tolfenaminsäure 4 mg/kg p.o. oder
>   Carprofen 4 mg/kg p.o. über 1–3 d

**Analgesie zur weiblichen und männlichen Kastration**

Auch die Kastration stellt einen schmerzhaften Eingriff dar und sollte in ihrer Schmerzbelastung als zumindest „mäßig" eingestuft werden. Aus medizinischen und ethischen Gründen sollte man daher nicht auf einen Schmerzschutz verzichten. Eine NLA-Anästhesieprämedikation wäre im Sinne einer präemptiven Analgesie angebracht und bedürfte dann einer postoperativen Fortführung der analgetischen Behandlung mit NSAID oder Metamizol.

> **Analgesie zur weiblichen und männlichen Kastration**
>
> Hund:
> - NLA-Anästhesieprämedikation:
>   Acepromazin 0,02 mg/kg i.m. + Buprenorphin 0,01 mg/ i.m.
> - Narkosefortführung mit z.B. Propofol i.v., dann NSAID oder Metamizol über 1–3 d
>
> Katze:
> - NLA-Anästhesieprämedikation:
>   Acepromazin 0,05–0,1 mg/kg i.m.
>   + Buprenorphin 0,007 mg/kg i.m.
> - Narkosefortführung mit z.B. Propofol i.v., dann NSAID über 1–3 d

**Analgesie bei Operationen am Perineum**

Das Perineum gilt als hochschmerzhafte Region und ist der Operationsbereich bei Perinealhernien, Analbeutelerkrankungen, Perianaltumoren und oberer Harnröhrenfistel. Wichtig bei der Analgesieversorgung in diesem Bereich muss neben der unmittelbaren Schmerzlinderung ein möglichst „leichtgängiger" Kotabsatz sein. Die Tiere sollten ca. 24 Stunden nüchtern gehalten werden und davor 2 Tage lang balaststoffarmes Futter erhalten, um den Magen-Darmtrakt zu entlasten und damit Obstipationen zu vermeiden.

Wegen der zu erwartenden starken Schmerzreize und den meist bereits bestehenden, vermutlich auch schmerzhaften Entzündungsherden in diesem Bereich sollte eine präemptive Analgesie mit NSAID 24 Stunden vor OP-Beginn und zur OP, evtl. als neuroleptanalgetische Anästhesieeinleitung eine Acepromazin-Buprenorphin-Mischung verabreicht werden. Postoperativ sollte man allerdings wegen der Obstipationsgefahr keine Opioide mehr verabreichen, sondern zur Entzündungshemmung nur noch gezielt NSAIDs applizieren.

### Analgesie zu Operationen in Perinealbereich

- Prä op.: Nüchternhalten (diätetische Maßnahmen)
- Präemptive Analgesie mit NSAID 24 h prä op.
- Anästhesieprämedikation
  Acepromazin 0,02 mg/kg i.m. + Buprenorphin 0,01 mg/kg i.m.
- Anästhesieeinleitung und -fortführung
  z.B. mit Propofol/Isofluran, keine weiteren Opioide
- Analgesiefortführung mit NSAID über 5 Tage

## Kopfbereich

Traumatische Insulte im Bereich der Schädelhöhle verursachen wegen der Beteiligung der hochschmerzhaften Meningen heftige Schmerzattacken, die behandlungsbedürftig sind. Bei Schädel-Hirn-Traumen muss immer bedacht werden, dass eine Druckerhöhung in der Schädelhöhle fatale Folgen hat. Zur Verhinderung eines akuten Hirnödems sollte, wie bei der Behandlung des traumatischen Schocks üblich, initial einmalig Hydrocortison (10 mg/kg i.v.) verabreicht werden. Die eigentliche Schmerzlinderung muss dann mit NSAID durchgeführt werden, um entzündliche Schwellungen möglichst zu vermeiden. Selbstverständlich sind alle anderen, nicht unmittelbar mit der Schmerztherapie verbundenen Maßnahmen der Hirnödembekämpfung, wie z.B. die Diureseförderung, künstliche Beatmung usw., auszuführen. Opioide sollte man nicht einsetzen, da sie Atemdepressionen verursachen können, unter denen es dann wegen Erhöhung des $CO_2$-Spiegels im Blut zu Hirndruckerhöhungen kommen kann.

*Analgesie nach Schädel-Hirn-Traumen*

### Analgesie bei Schädel-Hirn-Trauma

- unmittelbar posttraumatisch Einleitung der Schocktherapie:
  Hydrocortison 10 mg/kg i.v.
  Mannit 2–5 mg/kg i.v. und Furosemid 5–10 mg/kg i.v.
- bei Bewusstlosigkeit:
  hyperventilatorische Beatmung ($CO_2 \Downarrow$)
  NSAID über die gesamte Heilungszeit zur Schmerzlinderung

## Analgesie bei Eingriffen im Bereich der Mundhöhle

Bei Eingriffen am Kiefer, den Zähnen und der Mundschleimhaut entstehen momentan starke Schmerzen, die aber meist rasch nach Beseitigung der Beschwerden (z.b. Zahnextraktion, Zahnfach-Kieferfistel, Epulisentfernung) wieder abklingen, wenn man antiphlogistisch wirkende Analgetika (NSAIDs) einsetzt. Man sollte bei der Zahnbehandlung keine Lokalanästhetika einsetzen, da die Tiere ohnehin in Narkose liegen und in der postanästhetischen Phase die Gefahr der Verletzung der betäubten Bereiche (z.B. Zunge, Backe) besteht.

> **Analgesie bei Eingriffen im Bereich der Mundhöhle**
> 
> - NLA-Anästhesieprämedikation:
>   Hund: 0,02 mg/kg Acepromazin + 0,01 mg/kg Buprenorphin i.m.
>   Katze: 0,05–0,1 mg/kg Acepromazin
>   + 0,007 mg/kg Buprenorphin i.m.
> - Prä- oder intraoperativ:
>   NSAID bis zum Abklingen der Entzündung

## Analgesie bei schmerzhaftem Auge und Augenoperationen

Man muss bei Augenschmerzen unterscheiden, ob sie im Augeninneren oder außerhalb des Bulbus, beispielsweise korneal oder retrobulbär entstehen.

Bei Schmerzen im Augeninneren (z.B. Glaukom) muss die Erhöhung des Augeninnendrucks vermieden werden. Das kann am effektivsten dadurch geschehen, dass der Blutfluss im Augenbereich durch Reduktion entzündlicher Prozesse herabgesetzt wird. Also sollten Antiphlogistika verabreicht werden. Opioide können durch das Induzieren einer Atemdepression und damit der Erhöhung des $CO_2$-Spiegels im Blut zu einer Augeninnendruckzunahme führen.

Retroorbitale Schmerzen können entweder entzündungshemmend oder bei einer tumorösen Erkrankung chirurgisch beseitigt werden (sowie präemptiv und danach entzündungshemmend).

Bei Schmerzen der Augenoberfläche handelt es sich zumeist um Entzündungen der Kornea oder der Konjunktiven. Eine akute Schmerzbehandlung ist hier durch eine Oberflächenanästhesie mit Lokalanästhetika (z.B. Oxybuprocain) zu erreichen, allerdings schädigen die Oberflächenanästhetika die kornealen Zellschichten auf die Dauer, sodass auch hier das Mittel der Wahl ein NSAID (z.B. Ketoprofen, Meloxicam, Carprofen) sein muss.

## 10.1 Perioperative und akut-traumatische Schmerztherapie

> **Schmerzlinderung im Bereich des Auges**
>
> Neben der chirurgischen Beseitigung des Insultes sind bei nahezu allen schmerzhaften Zuständen Nichtsteroidale Antiphlogistika (NSAIDs) die Mittel der Wahl:
> - Carprofen 4,0 mg/kg i.m., s.c., p.o., 1 x tägl.
> - Ketoprofen 2,0 mg/kg i.m., p.o. initial
>   Fortführung mit 0,1 mg/kg/d
> - Meloxicam 0,2 mg/kg i.m., p.o., s.c., 1 x tägl.
>   bis zum Abheilen der Beschwerden

Die Schmerzempfindung ist vor allem im Bereich der Nase und der Ohren außerordentlich hoch und lang anhaltend. Aus medizinischer Sicht müssen keine Einschränkungen in der Wahl und der Menge der einzusetzenden Analgetika gemacht werden. Man sollte daher bei vorplanbaren Operationen in diesen Bereichen eine präemptive Analgesie mit NSAID und eine neuroleptanalgetische Anästhesieprämedikation mit Acepromazin und Buprenorphin und postoperativ eine optimale Analgesie mit Opioiden und/oder Metamizol und/oder NSAID durchführen.

*Analgesie bei schmerzhaften Prozessen im Kopfbereich (außer S-H-Trauma, Mundhöhlen- und Augenbereich)*

> **Analgesie bei Verletzungen oder Operationen im Bereich von Nase und Ohr**
>
> - Wenn möglich präemptive Analgesie mit NSAID
> - NLA-Anästhesieprämedikation:
>   Hund: 0,02 mg/kg Acepromazin + 0,01 mg/kg Buprenorphin i.m.
>   Katze: 0,05–0,1 mg/kg Acepromazin
>           + 0,007 mg/kg Buprenorphin i.m.
> - Fortführung der analgetischen Behandlung mit Opioiden und/oder Metamizol und/oder NSAID

### Gliedmaßen, Wirbelsäule

Die analgetische Therapie bei orthopädischen Patienten wird häufig sehr kritisch gesehen, da bisweilen die Ansicht besteht, dass postoperativ unter systemischer Analgesie der behandelte Skelettbereich durch den Patienten rücksichtslos belastet werden könnte und dadurch der Behandlungserfolg in Gefahr geriete.

> ❗ Tatsächlich aber wird durch systemisch verabreichte Analgetika nur der „dumpfe Hintergrundschmerz", nicht jedoch der „scharfe Akutschmerz" gedämpft, sodass bei ausreichend stabiler orthopädischer Versorgung genügend akute Schmerzreize ein Schonen der operierten Region gewährleisten.

Hilfreich sind direkt postoperativ aufgebrachte Kältekompressen.

**Analgesie bei Operationen an der Wirbelsäule und an den Gelenken**

Chirurgische Eingriffe an der Wirbelsäule und an den Gelenken gelten als mäßig bis hoch schmerzhaft. Tiere mit Erkrankungen in diesen Bereichen (z.B. Bandscheibenvorfall, Hüftgelenkdysplasie, Spongiosaentnahme am Beckenkamm, usw.) sind häufig analgetisch vorbehandelt. Trotzdem sollte man in Abwägung mit einer etwaigen analgetischen Dauermedikation an eine präemptive Analgesie mit einer 24 Stunden präoperativ beginnenden NSAID- und einer NLA-Narkoseprämedikation denken. Die Schmerzlinderung sollte dann 1 bis 2 Tage post op. mit Opioiden und NSAID und dann nach Bedarf mit NSAID oder Metamizol weitergeführt werden.

Es gibt Berichte, wonach es nach Operationen am Knie bei Hunden unter mehrtägiger NSAID-Analgesie (Meloxicam) vermehrt zu Wunddehiszenzen der Hautnaht gekommen ist. Das könnte bedeuten, dass zugbelastete Wunden unter antiphlogistischer Behandlung gefährdet sind, man also solche Nähte durch Entlastungsmaßnahmen schützen muss. (Das soll aber keinesfalls bedeuten, dass deshalb auf schmerzlindernde Maßnahmen verzichtet werden darf!). Allerdings können in eigenen Untersuchungen zur Wundheilung unter Analgetikaeinfluss diese Nebenwirkungen nicht nachvollzogen werden (Fürst 1999, Krahl 2001, Pitschi 2001).

> **Analgesie zu Eingriffen an Wirbelsäule oder Gelenken**
>
> - 24 h prä op. NSAID-Behandlung z.B. Carprofen 4 mg/kg p.o.
> - NLA-Anästhesieprämedikation:
>   Hund: 0,02 mg/kg Acepromazin + 0,01 mg/kg Buprenorphin i.m.
>   Katze: 0,05–0,1 mg/kg Acepromazin + 0,007 mg/kg Buprenorphin i.m.
> - Post op.:
>   alle 12 h über 1–2 Tage Buprenorphin 0,01–0,02 mg/kg s.c.
>   + Carprofen 4 mg/kg p.o., s.c.
>   dann: Carprofen 4 mg/kg 1 x täglich oder 2 mg/kg 2 x tägl. über mindestens 5 Tage

**Analgesie bei Operationen und Verletzungen an langen Röhrenknochen**

Frakturen und deren Stabilisierung durch Schienung oder Osteosynthese werden allgemein als gering- bis mittelgradig schmerzhaft eingestuft. Auch bei dieser Art von Verletzungen werden üblicherweise bei Vorstellung des Patienten bis zu seinem Behandlungstermin schmerzlindernde Maßnahmen ergriffen. Die

Stabilisierung findet dann unter Anästhesie statt, die man durch NLA prämediziert. Die postoperative Analgesie sollte anschließend mit NSAID über mindestens 5 Tage durchgeführt werden.

> **Analgesie bei Frakturen der langen Röhrenknochen**
> - Schmerzlindernde Maßnahmen bei der Erstversorgung:
>   Metamizol: 25 mg/kg langsam i.v.
> - NLA-Anästhesieprämedikation:
>   Hund: 0,02 mg/kg Acepromazin + 0,01 mg/kg Buprenorphin i.m.
>   Katze: 0,05–0,1 mg/kg Acepromazin
>          + 0,007 mg/kg Buprenorphin i.m.
> - Fortführung mit z.B. Carprofen 4 mg/kg 1 x tägl. oder 2,0 mg/kg 2 x tägl. über 5 Tage

## 10.2 Therapie chronischer Schmerzen

Über längere Zeit fortbestehende Schmerzen gehen meist mit mehr oder weniger deutlichen pathologisch-anatomischen Veränderungen einher (tumor, rubor, dolor). Sie können entzündlicher Natur sein, wie z.B. die Arthritiden oder wie einige Tumorformen alleine durch ihre Ausdehnung Druckschmerzen hervorrufen.

Chronische Entzündungen an den Gelenken (Arthritiden), der Wirbelsäule (Spondylarthrosen), oder im Bereich der Zehenendglieder (Panaritien), oder eine Panostitis bedürfen einer analgetisch-antiphlogistischen Dauerbehandlung, die grundsätzlich mit NSAIDs durchzuführen ist. Dabei ist es natürlich wichtig, die möglichen Nebenwirkungen der gängigen NSAIDs zu kennen, um den Patienten eng überwachen und den Patientenbesitzer auf mögliche Gefahren aufmerksam machen zu können. Die bedeutendste Nebenwirkung der NSAIDs sind die gastrointestinalen Schäden, die aber bei guter Überwachung des Tieres beherrschbar sind (Kap. 6). Es empfiehlt sich bei Arthrosen die Therapie evtl. bei reduzierter Dosis lebenslang fortzuführen und nicht temporär auszusetzen.

*Analgesie bei chronisch entzündlichen Prozessen*

> **Schmerzlinderung bei chronisch entzündlichen Prozessen**
> „moderne", oral verabreichbare NSAIDs in individueller Anpassung

**Behandlung von Tumorschmerzen**

Tumoren können, wenn sie von straffem Gewebe umgeben sind (z.B. Osteosarkome von hoch schmerzempfindlichem Periost) oder durch ihre Ausdehnung (z.B. Eingeweidetumoren, Hirntumoren) andere Organe schmerzhaft verdrängen. In diesem Zusammenhang entsteht Periost- oder Knochenschmerz durch mechanische Erhöhung des Gewebedruckes und Entzündungsmediatoren. Durch Infiltration von Entzündungsstoffen und Kompression von Nerven kommt es zum neuropathischen Schmerz. Man findet viszerale Schmerzen bei Serosadehnung, Entzündungen und Ulzera. Ischämieschmerz kommt durch Gefäßkompression mit $O_2$-Mangel und Mediatorfreisetzung zustande. Bei Infiltration in Muskulatur und Bindegewebe kommt es zu Weichteilschmerzen.

Soweit solche Geschwülste nicht chirurgisch entfernt werden können, müssen die durch sie verursachten Schmerzen durch geeignete palliative Maßnahmen bekämpft werden. Dazu werden beim Tier bislang nur selten Opioide eingesetzt (teuer, BTM-pflichtig). Immer häufiger werden Fentanyl-Pflaster eingesetzt, die allerdings einer strengen medizinischen und Sicherheitsüberwachung bedürfen. NSAIDs sind nur bedingt sinnvoll, da ja im Prinzip keine entzündlichen Prozesse vorliegen. Das zentral und peripher wirkende Metamizol scheint aber vor allem bei Osteosarkomen gute schmerzlindernde Dienste zu leisten und kann in der Tropfenform auch besitzerfreundlich angewendet werden.

Tumoren, die nicht infiltrierend wachsen und keinen Druck auf das umliegende Gewebe ausüben, verursachen grundsätzlich keine behandlungswürdigen Schmerzzustände.

---

**Analgesie bei Tumorschmerzen**

- Metamizol: 1–2 Tropfen/kg 4 mal täglich
- Fentanyl-Pflaster:
  - < 5 kg     0,025 mg/h
  - *dazu Pflaster umknicken, nicht schneiden, damit nur die Hälfte des Pflasters die Haut berührt*
  - 5–10 kg    0,025 mg/h
  - 10–20 kg   0,05   mg/h
  - 20–30 kg   0,075 mg/h
  - \> 30   kg    0,1    mg/h
- Kombinationen mit NSAIDs und Opiaten und Metamizol gemäß multimodaler Analgesie

---

Bei Fortschreiten des Wachstums nicht operabler Tumoren kann auch die beste multimodulare Analgesie ein leidensfreies Weiterleben nicht ermöglichen. Eine Euthanasie muss diskutiert werden.

## 10.3 Praktische Therapiehinweise

**Als grundlegendstes Prinzip zur Schmerztherapie gilt: Nicht Behandeln von Schmerz darf niemals zur Ruhigstellung von Tieren eingesetzt werden.**

Das Bestehenlassen von Schmerzen kann ethisch nicht akzeptiert werden, zumal Schmerzen auch Aggressionen und Unruhe erzeugen können. Nur schmerzfreie Patienten verhalten sich ruhig und kommen ihrem Schlafbedürfnis nach! Man darf auf keinen Fall warten, bis Verhaltensänderungen das Bestehen von Schmerzen anzeigen!

Es gilt **zweierlei Schmerzarten** zu beachten:

Der **kurze, scharfe Schmerz** ohne nachfolgende Dauerschmerzen sollte vermieden, oder durch eine Kurznarkose ausgeschaltet werden.

Der scharfe Schmerz, der von **dumpfen Dauerschmerzen** gefolgt wird, muss auch nach Abklingen der Anästhesie analgetisch bekämpft werden. Dazu gilt:

- Nur **wirksame** Analgetika in **ausreichend hoher** Dosis (d.h. bei nicht zufriedenstellendem Ergebnis evtl. Dosiserhöhung und Präparatewechsel bzw. Applikationsintervall verkürzen, evtl. Reduktion der Dosis durch sinnvolle Kombination möglich)
- niemals schematisch verordnen! (Effektivität muss immer überprüft werden, Dokumentation des Patientenbefindens, evtl. Erfragen beim Besitzer)
- bevorzugter Einsatz von Substanzen mit langer Wirkdauer
- bei gleich wirksamen Substanzen, diejenigen mit geringsten Nebenwirkungen verwenden
- alle Nebenwirkungen regelmäßig dokumentieren (um Erfahrungen zu sammeln) und natürlich therapieren (Magenschutztherapie, Laxantien, Infusionen (Kap. 6))
- Indikation zur Fortsetzung der Therapie ist regelmäßig zu überprüfen
- Die Applikation von Analgetika sollte vor dem Auftreten zu erwartender p.op. Schmerzen erfolgen, d.h. spätestens vor dem Wiedererlangens des Bewusstseins.
- Bei einer drohenden Atemdepression muss auf Opiate verzichtet werden.
- Im Allgemeinen wird es genügen, von jeder Substanzgruppe (Opiat, Antipyretikum, NSAID) ein Mittel in der Praxis vorrätig zu haben. Beispiel einer sinnvollen Ausrüstung: Buprenorphin,

Metamizol und ein modernes NSAID (wie Carprofen, Flunixin-Meglumin, Meloxicam oder Tolfenaminsäure).

**Was bewirkt die perioperative Analgesie?**

Aus den vorgehenden Kapiteln sollte der Nutzen der Analgesie deutlich geworden sein. Wir erzielen mit ihr:
- eine verbesserte Atemmechanik mit einer Prophylaxe von respiratorischen Komplikationen,
- einen erniedrigten Sympathikotonus, der die Herzfrequenz und den myokardialen Sauerstoffverbrauch senkt,
- weniger p.op. Erbrechen,
- einen motilen Magen-Darm-Trakt,
- geringere neuro-endokrine und metabolische Stressreaktionen.

Dies führt zur Vermeidung einer katabolen Stoffwechsellage mit positiver Beeinflussung des Immunsystems und beschleunigt letztendlich die Rekonvaleszenz des Tieres, was ja die tiefste innerste Absicht eines jeden Tierarztes sein sollte.

# 11 Dosierungstabellen nach Tierarten

**11.1** Dosierungstabelle zur postoperativen Analgesie beim Hund

| Substanz | Dosis (mg/kg) | Applikationsart | Applikations-intervall | Bemerkungen |
|---|---|---|---|---|
| **OPIOIDE** | | | | |
| Buprenorphin | 0,01–0,02 | i.v., i.m., s.c. | 8–12 h | |
| Butorphanol | 0,1–0,5–1,0 | i.v., i.m., s.c. | 1–2 h | |
| Fentanyl (Pflaster) | 5–10 kg: 0,025 mg/h, 10–20 kg: 0,05 mg/h, 20–30 kg: 0,075 mg/h, ab 30 kg: 0,1 mg/h | transdermal | | Cave! Hautkontakt vermeiden |
| L-Methadon | 0,05 | s.c. | 4–6 h | als post-op. Analgetikum |
| Morphin | 0,1 in 0,2 NaCl<br>0,1–0,5<br>0,5–1,0<br>0,1–0,5/h | epidural<br>i.v.<br>i.m<br>i.v. | 16–24 h<br>1–4 h<br>2–6 h<br>als DTI | |
| Nalbuphin | 0,5–2,0 | s.c., i.m. | 2–3 h | |
| Pentazocin | 1,5–3,0<br>3,0–5,0 | i.m., s.c.<br>p.o. | 2 h<br>4–6 h | |
| Pethidin | 2,0–6,0 | i.m., s.c. | 1–2 h | spasmolytisch im GIT-Bereich |
| Piritramid | 0,1<br>0,2<br>0,1 (–0,3)/h | i.v.<br>s.c.<br>i.v. | 1–2 h<br>2 h<br>DTI | Dosierung nach Wirkung Cave! Obstipation |
| Tramadol | 1(–3)/h | i.v. | DTI | |
| **ANTIPYRETIKA** | | | | |
| ASS | 25,0<br>10,0 | p.o.<br>langsam i.v. | 6–8 h | |
| Metamizol | 20,0–50,0 | langsam i.v., i.m., s.c., p.o. | 6 h | spasmolytisch an der glatten Muskulatur |

(Fortsetzung nächste Seite)

## 11.1 Dosierungstabelle Hund (Fortsetzung)

| Substanz | Dosis (mg/kg) | Applikationsart | Applikations-intervall | Bemerkungen |
|---|---|---|---|---|
| **NSAIDs** | | | | |
| Carprofen | 4,0 oder<br>2,0 | i.v., s.c., p.o.<br>i.v., p.o., s.c. | 24 h<br>12 h | |
| Etodolac | 10,0–25,0 | p.o. | 24 h | |
| Flunixin-Meglumin | 0,5–1,0 | i.v., i.m., s.c., p.o. | 24 h | über max. 3d, bei Endotoxin-Schock alle 12 h |
| Ketoprofen | 1,0–2,0<br>ab 2.d 0,5–1,0 | i.v., i.m., s.c.<br>p.o. | 24 h | über 3–5d |
| Meclofenamin-säure | 1,1 | p. o. | 24 h | max. 5–7d |
| Meloxicam | 0,1 | p.o., s.c., i.v. | 24 h | |
| Phenylbutazon | 5–10<br><br>20–60/d | langsam i.v., i.m., p.o | 24 h | dann reduzieren, max. 800/Tier/d |
| Piroxicam | 0,3 | p.o. | 48 h | |
| Tepoxalin | 10,0 | p.o. | 24 h | bis zu 7d |
| Tolfenaminsäure | 4,0 | s.c., p.o. | 24 h | max. 3d |
| Vedaprofen | 0,5–1,0 | p.o. | 24 h | max. 5d |

11.2 Dosierungstabelle zur postoperativen Analgesie bei der Katze

| Substanz | Dosis (mg/kg) | Applikationsart | Applikations-intervall | Bemerkungen |
|---|---|---|---|---|
| **OPIOIDE** | | | | |
| Buprenorphin | 0,005–0,01 | i.m., s.c. | 12–18 h | |
| Butorphanol | 0,1–0,3–0,8 | i.v., s.c., i.m. | 2–6 h | |
| Fentanyl-Pflaster | 5–10 kg: 0,025 mg/h<br>10–20 kg: 0,05 mg/h<br>20–30 kg: 0,075 mg/h<br>ab 30 kg: 0,1 mg/h | | | |
| Morphin | 0,05–0,1 | i.m., s.c. | 2–4 h | |
| Pethidin | 5,0–10,0 | i.m., s.c. | 2–3 h | |
| **ANTIPYRETIKA** | | | | |
| ASS | 10–25 | p.o. | 24–48 h | |
| Metamizol | 20–50 | langsam i.v., i.m. | 6 h | Schäumen!! |
| **NSAIDs** | | | | |
| Carprofen | 4,0<br>oder 2,0 | i.v., i.m., p.o., s.c. | 24 h<br>12 h | |
| Flunixin-Meglumin | 0,125–0,25 | s.c. | 12 h | über max. 3 d |
| Ketoprofen | 1,0–2,0 initial,<br>0,5–1,0 | s.c., p.o.<br>p.o. | 24 h | über 3–5 d |
| Meloxicam | 0,2 initial<br>dann 0,1 | s.c., p.o | 24 h | |
| Nifluminsäure | 1–2 Tbl. | p.o. | 12 h | 3–5 d<br>(max. 10–15 d) |
| Tolfenaminsäure | 4,0 | s.c., p.o. | 24 h | max. 3 d |

11.3 Dosierungstabelle zur postoperativen Analgesie beim Kaninchen

| Substanz | Dosis (mg/kg) | Applikationsart | Applikations-intervall | Bemerkungen |
|---|---|---|---|---|
| **OPIOIDE** | | | | |
| Buprenorphin | 0,01–0,05 | s.c., i.m., i.v. | 8–12 h | |
| Butorphanol | 0,5 | s.c. | 4–6 h | |
| **ANTIPYRETIKA** | | | | |
| Metamizol | 20,0–50,0 | langsam i.v., i.m., s.c., p.o. | 6 h | |
| **NSAIDs** | | | | |
| Carprofen | 4–5 | i.v., s.c. | 24 h | |
| Meloxicam | 0,2 | s.c. | 12 h | |

## 11.4 Dosierungstabelle zur postoperativen Analgesie bei der Ratte

| Substanz | Dosis (mg/kg) | Applikationsart | Applikations-intervall | Bemerkungen |
|---|---|---|---|---|
| **OPIOIDE** | | | | |
| Buprenorphin | 0,01–0,05–0,1 | s.c. | 8–12 h | |
| Butorphanol | 0,5–2,0 | s.c. | 6 h | |
| **ANTIPYRETIKA** | | | | |
| ASS | 100,0 | p.o. | 24 h | |
| Metamizol | 2 Trpf. | p.o. | 6 h | |
| **NSAIDs** | | | | |
| Carprofen | 4,0–5,0 | s.c. | 24 h | |
| Flunixin-Meglumin | 1,0 | s.c. | 24 h | |
| Meloxicam | 0,2 | s.c. | 24 h | |

## 11.5 Dosierungstabelle zur postoperativen Analgesie bei Meerschweinchen, Chinchilla, Maus, Hamster

| Substanz | Dosis (mg/kg) | Applikationsart | Applikations-intervall | Bemerkungen |
|---|---|---|---|---|
| **OPIOIDE** | | | | |
| Buprenorphin | 0,05–0,1 | s.c./i.p. | 8 h | Nicht Hamster |
| Butorphanol | 1–5 | s.c. | 4–6 h | Nicht Hamster |
| **ANTIPYRETIKA** | | | | |
| ASS | 120–300 | p.o. | 24 h | Nicht Meerschw., Hamster |
| Metamizol | ½–2 Trpf. | p.o. | alle 6 h | |
| **NSAIDs** | | | | |
| Carprofen | 4–5,0 | s.c. | 24 h | |

## 11.6 Dosierungstabelle zur postoperativen Analgesie beim Vogel

| Substanz | Dosis (mg/kg) | Applikationsart | Applikations-intervall | Bemerkungen |
|---|---|---|---|---|
| **OPIOIDE** | | | | |
| Buprenorphin | 0,25–0,5 | i.m. | 6 h | |
| Butorphanol | 1,0–4,0 | i.m. | 2 h | |
| **ANTIPYRETIKA** | | | | |
| Metamizol | 1 Trpf. | p.o. | 6 h | empirisch |
| **NSAIDs** | | | | |
| Carprofen | 4–6,0 | i.m., s.c. | 12–24 h | empirisch |

**11.7 Dosierungstabelle für Pferd, Wiederkäuer und Schwein (mg/kg)**

| Substanz | Pferd | Wiederkäuer | Schwein |
|---|---|---|---|
| **OPIOIDE** | | | |
| Buprenorphin | 0,004–0,006 i.v., i.m. | 0,001–0,01 i.v., i.m., s.c. alle 6–12h | 0,005–0,05–0,1 i.v., i.m. alle 8–12h |
| Butorphanol | 0,05–0,1 i.v., i.m. alle 8h | 0,2–0,5 i.m., s.c. alle 2–3h | 0,1–0,3 i.m. alle 4h |
| L-Methadon | 0,05–0,1 i.v., i.m. alle 4h | | |
| Morphin | 0,05–0,1 i.v., i.m. alle 4h, bis max. 0,25 | 0,2–0,5 i.m. alle 2h | 0,1–1,0 i.m. alle 4h, bis max. 20 mg |
| Pentazocin | | | 1,5–3,0 i.m., i.v. alle 4h |
| Pethidin | 1,0–2,0 i.m. alle 1–2h | 2,0 i.m., i.v. alle 2h | 2,0 i.m., i.v. bis max. 1,0 g/Tier, alle 2h |
| Piritramid | | | 0,1–0,5 i.v., s.c. alle 2–3h |
| **ANTIPYRETIKA** | | | |
| ASS | 25,0 p.o. alle 12h 2x, dann 10,0 alle 24h | 50,0–100,0 p.o. alle 6–12h | 10,0 p.o. alle 4–6h |
| Metamizol | 25,0 langsam i.v. alle 12h | 25,0–50,0 i.v., i.m. alle 6h | 25,0–50,0 i.v., i.m. alle 6h |
| **NSAIDs** | | | |
| Carprofen | 0,7 i.v., p.o. alle 24h | 0,7–2,0 i.v., s.c. alle 24h | 2–4 i.m., p.o., i.v. alle 24h |
| Flunixin-Meglumin | 1,1 i.v., s.c., p.o. alle 24h, max. 5d | 2,2 i.v. alle 24h, max 5d | 1,0–2,0 s.c., i.v. alle 24h |
| Ketoprofen | 1,1–2,0 i.m., i.v. alle 24h, über 3–5d | 3,0 i.m., i.v. max. 3d | 3,0 i.m., 1x |
| Meclofenaminsäure | 2,2 p.o. alle 24h, an 5–7d | | |
| Meloxicam | | 0,5 s.c., i.v. alle 24h, max. 3d | |
| Phenylbutazon | 4,5 p.o., alle 24h, max. 4g/Tier/Tag | | |
| Tolfenaminsäure | | 2,0 i.m. alle 24h | |
| Vedaprofen | 1,0–2,0 p.o. als Anfangsdosis, gefolgt von 1,0 nach 12h, max. über 14d | | |

Die Angaben basieren auf der einschlägigen Literatur und den eigenen Erfahrungen der Autoren. Die Dosen müssen der jeweiligen klinischen Situation angepasst werden. Mit Nebenwirkungen ist v.a. bei schneller intravenöser Injektion zu rechnen.

**!** Die jeweilig aktuellen länderspezifischen Zulassungsbedingungen für die genannten Spezies sind zu beachten!

# Anhang

A1  Verzeichnis der erwähnten Pharmaka (Generika und Handelsnamen)

| Generika | Beispielhafte Handelsnamen |
|---|---|
| Acetylpromazin (Acepromazin) | Vetranquil, Sedalin |
| Acetyl-Salizylsäure (ASS) | Aspirin, Aspisol, ASS |
| Adrenalin | Suprarenin |
| Alfentanil | Rapifen |
| Amezinium | Supratonin |
| Bupivacain | Carbostesin, Bucain |
| Buprenorphin | Temgesic |
| Butorphanol | Morphasol (CH), Torbutrol (USA) |
| Butylscopolamin + Metamizol | Buscopan comp. |
| Carprofen | Rimadyl, Zenecarp (GB) |
| Cimetidin | Tagamet |
| Dobutamin | Dobutrex |
| Dopamin | Dopamin Giulini |
| Epinephrin | Suprarenin |
| Etidocain | Dur-Anest |
| Etodolac | Lodine (CH), Etogesic (USA) |
| Fentanyl | Fentanyl-Janssen, Fentanyl-curamed |
| Fentanyl Pflaster | Durogesic |
| Flunixin-Meglumin | Finadyne |
| Hydrocortison | Solu-Decortin |
| Ketamin | Narketan, Ketanest |
| Ketoprofen | Romefen |
| Lausoprazol | Agopton |
| L-Methadon | Polamivet |
| Levomethadon | L-Polamidon, Heptadon (A) |
| Meclofenaminsäure | Apirel |
| Medetomidin | Domitor |
| Meloxicam | Metacam, Mobec |
| Mepivacain | Scandicain, Maeverin |
| Metamizol | Vetalgin, Novalgin, Novaminsulfon, Baralgin |
| Methadon | L-Polamidon, Heptadon (A) |
| Misoprostol | Zytotec |

(Fortsetzung nächste Seite)

(Fortsetzung)

| Generika | Beispielhafte Handelsnamen |
|---|---|
| Morphin | Morphin Merck, MST Mundipharma, Kapanol (A) |
| Nalbuphin | Nubain |
| Nifluminsäure | Felalgyl |
| Norepinephrin = Noradrenalin | Arterenol |
| Omeprazol | AntraMUPS, Gastroloc |
| Oxybuprocain | Novesine |
| Pantoprazol | Pantozol |
| Paracetamol | Benuron, Paracetamol-Ratiopharm |
| Pentazocin | Fortral |
| Pethidin | Dolantin |
| Phenacetin | In Enzoo-Gripp |
| Phenylbutazon | Tomanol, Phenylarthrit |
| Piritramid | Dipidolor |
| Piroxicam | Felden |
| Procain | Novocain |
| Prooxymetacain | Proparacain |
| Ranitidin | Sostril, Zantic |
| Remifentanil | Ultiva |
| Ropivacain | Naropin |
| Sucralfat | Ulcogant, Sucrabest |
| Sufentanil | Sufenta |
| Tepoxalin | Zubrin |
| Tetracain | Pantocain |
| Tolfenaminsäure | Tolfedine |
| Tramadol-HCl | Tramal |
| Vedaprofen | Quadrisol |
| Xylazin | Rompun, Xylapan |
| Xylocain | Lidocain |

## A2 Verzeichnis der erwähnten Analgetika (Handelsnamen und Generika)

| Handelsname | Generikum |
| --- | --- |
| Agopton | Lausoprazol |
| AntraMUPS | Omeprazol |
| Apirel | Meclofenaminsäure |
| Arterenol | Norepinephrin = Noradrenalin |
| Aspirin | Acetyl-Salizylsäure (ASS) |
| Aspisol | Acetyl-Salizylsäure (ASS) |
| ASS | Acetyl-Salizylsäure (ASS) |
| Baralgin | Metamizol |
| Benuron | Paracetamol |
| Bucain | Bupivacain |
| Buscopan comp. | Butylscopolamin + Metamizol |
| Carbostesin | Bupivacain |
| Dipidolor | Piritramid |
| Dobutrex | Dobutamin |
| Dolantin | Pethidin |
| Domitor | Medetomidin |
| Dopamin Giulini | Dopamin |
| Dur-Anest | Etidocain |
| Durogesic | Fentanyl Pflaster |
| Enzoo-Gripp (Kombi) | Phenacetin |
| Etogesic (USA) | Etodolac |
| Felalgyl | Nifluminsäure |
| Felden | Piroxicam |
| Fentanyl-curamed | Fentanyl |
| Fentanyl-Janssen | Fentanyl |
| Finadyne | Flunixin-Meglumin |
| Fortral | Pentazocin |
| Gastroloc | Omeprazol |
| Heptadon (A) | Levomethadon |
| Kapanol (A) | Morphin |
| Ketanest | Ketamin |
| Lidocain | Xylocain |
| Lodine (CH) | Etodolac |
| L-Polamidon | L-Methadon |
| L-Polamivet | L-Methadon |
| Maeverin | Mepivacain |
| Metacam | Meloxicam |
| Morphasol (CH) | Butorphanol |
| Morphin Merck | Morphin |
| MST Mundipharma | Morphin |

(Fortsetzung)

| Handelsname | Generikum |
|---|---|
| Narketan | Ketamin |
| Naropin | Ropivacain |
| Novalgin | Metamizol |
| Novaminsulfon | Metamizol |
| Novesine | Oxybuprocain |
| Novocain | Procain |
| Nubain | Nalbuphin |
| Pantocain | Tetracain |
| Pantozol | Pantoprazol |
| Paracetamol-Ratiopharm | Paracetamol |
| Phenylarthrit | Phenylbutazon |
| Polamivet | L-Methadon |
| Proparacain | Prooxymetacain |
| Quadrisol | Vedaprofen |
| Rapifen | Alfentanyl |
| Rimadyl | Carprofen |
| Romefen | Ketoprofen |
| Rompun | Xylazin |
| Scandicain | Mepivacain |
| Sedalin | Acetylpromazin (Acepromacin) |
| Solu-Decortin | Hydrocortison |
| Sostril | Ranitidin |
| Sucrabest | Sucralfat |
| Sufenta | Sufentanil |
| Suprarenin | Adrenalin, Epinephrin |
| Supratonin | Amezinium |
| Tagamet | Cimetidin |
| Temgesic | Buprenorphin |
| Tolfedine | Tolfenaminsäure |
| Tomanol | Phenylbutazon |
| Torbutrol (USA) | Butorphanol |
| Tramal | Tramadol-HCl |
| Ulcogant | Sucralfat |
| Ultiva | Remifentanyl |
| Vetalgin | Metamizol |
| Vetranquil | Acetylpromazin (Acepromacin) |
| Xylapan | Xylazin |
| Zantic | Ranitidin |
| Zenecarp (GB) | Carprofen |
| Zytotec | Misoprostol |

# Literatur

Alef M, Becker K, Kiefer I, Oechtering G (1999): Die Antagonisierung einer Anästhesie. Ein schonendes Verfahren? DVG-Kongress, Gießen, 25
Alef M, Schmidt-Oechtering GU (1993a): Injektionsanästhesie für kurze Eingriffe. In: Schmidt-Oechtering GU, Alef M (Hrsg.): Neue Aspekte der Veterinäranästhesie und Intensivtherapie. Paul Parey, Berlin, Hamburg, 42–45
Alef M, Schmidt-Oechtering GU (1993b): Antagonisierbare Anästhesie. In: Schmidt-Oechtering GU, Alef M (Hrsg.): Neue Aspekte der Veterinäranästhesie und Intensivtherapie. Paul Parey, Berlin, Hamburg, 75–82
Alexander JI, Hill PG (1987): Postoperative pain control, Blackwell, Oxford
Allen DG, Johnstone IB, Crane S (1985): Effects of aspirin and propranolol alone and in combination on hemostatic determinants in the healthy cat. Am J Vet Res 46(3): 660–663
Anonym (1997): „Mensch Muschel. Die Zeit Nr. 42, 10.10.1997"
Bertens APMG, Booij LHDJ, Flecknell PA, Lagerweij E (1994): Anästhesie, Analgesie und Euthanasie. In: van Zutphen LFM, Baumans V, Beynen AC (Hrsg.): Grundlagen der Versuchstierkunde. Gustav Fischer, Stuttgart, 239–267
Bonath K (1977): Narkose der Reptilien, Amphibien und Fische, Paul Parey, Berlin, Hamburg
Bonath KH, Saleh AS (1985): Long term pain treatment in the dog by peridural morphines. Proc 2nd Internat Congr Vet Anesth, 160–161 (abstr.)
Bonath KH (1986): Regionalanästhesie kontra Allgemeinnarkose – Geeignete Anästhesieverfahren für den Hund als Risikopatienten. Kleintierprax 31, 242–245
Booth NH (1988): Veterinary Pharmacology and Therapeutics, 6th edn, chapt. 15, Ames, Iowa, University Press
Brill T, Henke J, Erhardt W (1998): Die postoperative Versorgung der Versuchstiere. Der Tierschutzbeauftragte 2; 154–156
Büch HP, Rummel W (1998): Lokalanästhetika. In: Forth W, Henschler D, Rummel W, Starke K (Hrsg.): Allgemeine und spezielle Pharmakologie und Toxikologie. 7. Aufl., Spektrum Akademischer Verlag, Heidelberg, Berlin, Oxford, 227–233
Cunningham F. M., Lees P. (1994): Advances in anti-inflammatory therapy. Br Vet J 150, 115–134
Danneman PJ (1997): Monitoring of analgesia. In: Kohn DF, Wixson SK, White WJ, Benson GJ (eds.): Anesthesia and analgesia in laboratory animals. Academic Press, San Diego, 83–103
Diener H, Maier C (1997): Das Schmerztherapie Buch. Urban & Schwarzenberg, München, Wien
Dobromylskyj P, Flecknell PA, Lascelles BD, Pascoe PJ, Taylor P, Waterman-Pearson A (2000): Management of postoperative and other acute pain. In: Flecknell PA, Waterman-Pearson A (eds.): Pain management in animals. W.B.Saunders, London, Edinburgh, 81–145
Dodman NH, Clark GH, Court MH (1992): Epidural opioid administration for postoperative pain relief in the dog. In: Short CE, Van Poznack A (eds.): Animal pain. Churchill Livingstone, New York, 274–277

Durant PAC, Yaksh TL (1986): Distribution of cerebrospinal fluid, blood and lymph of epidurally injected morphine and inulin in dogs. Anesth Analg 65, 583–593

Erhardt W (1992): Postoperative Versorgung. In: Kronberger L (Hrsg.): Experimentelle Chirurgie. Enke Verlag, Stuttgart, 85–92

Erhardt W, Henke J, Brill T (1994): Anästhesie beim Versuchstier (Säuger). In: 3R-Handbuch. Thomas Denner Verlag, München, 1–65

Erhardt W, Henke J, Matburger C (1996): Analgetika und ihre Applikationsweisen bei Hund und Katze. 42. Jahrestagung DVG Fachgruppe Kleintierkrankheiten, 29–32

Erhardt W, Henke J, Korbel R, Lendl C (2001): Peri- und intraoperative Notfälle beim Klein- und Heimtier. Enke Verlag, Stuttgart (im Druck)

FELASA (1994): Pain and distress in laboratory rodents and lagomorphs. Report of the Federation of European Laboratory Animal Science Association (FELASA). Working Group on Pain and Distress. Lab Anim 28, 97–112

Finck AD, Nagai SH (1981): Ketamine interacts with opiate receptors in vivo. Anesthesiology 55: A241

Fitzgerald M (1994): Neurobiology of fetal and neonatal pain. In: Wall PP, Melzack R (eds.): The textbook of pain. Churchill Livingstone, Edinburgh, 153–163

Flecknell PA (1984): The relief of pain in laboratory animals. Lab Anim 18, 147–160

Flecknell PA (1991): Prevention and relief of pain and distress. In: Hendriksen CFM, Koeter HBWM (eds.): Animals in biomedical research. Elsevier, Amsterdam, 213–234

Flecknell PA, Liles JH (1991): The effect of surgical procedures, halothane anaesthesia and nalbuphine on the locomotor activity and food and water consumption in rats. Lab Anim 25, 50–60

Flecknell PA (1996): Post-operative care. In: Flecknell PA (ed.): Laboratory animal anaesthesia. Academic Press, London, 127–158

Forth W, Rummel W (1998): Pharmaka zur Beeinflussung der Funktionen von Magen, Dünn- und Dickdarm. In: Forth W, Henschler D, Rummel W, Starke K (Hrsg.): Allgemeine und spezielle Pharmakologie und Toxikologie. 7. Auflage, Spektrum Akademischer Verlag, Heidelberg, Berlin, Oxford, 513–539

Freye E (1999): Opioide in der Medizin. Springer Berlin Heidelberg

Frommel E, Joye E (1964): On the analgesic power of morphine in relation to age and sex of guinea-pigs. Med Exp 11, 43–46

Fürst A (2000): Untersuchungen zum Einfluss der Analgetika Carprofen, Metamizol, Flunixin-Meglumin und Buprenorphin auf die Wundheilung. Diss med vet, München

Gaggermeier B, Henke, J, Schatzmann, U, Erhard W, Korbel, R. (2001): Investigations on analgesia in domestic pigeons. Using Buprenorphin and Butorphenol. 6. Europ AAV-DVG-Confrence Munich S. 70–73

Gantke S. (in Vorbereitung): Postoperative Schmerztherapie beim Kleintier unter besonderer Berücksichtigung der kontinuierlichen systemischen Schmerzmittelapplikation

Gebhart DF (1994): Pain and distress in research animals. In: Smith AC, Swindle MM (eds.): Research animal anesthesia, analgesia and surgery. Scientists Center of Animal Welfare, Maryland, 37–40

Gelgor L, Cartmell S, Mitchell D (1992): Intracerebroventricular microinjections of non-steroidal antiinflammatory drugs abolish reperfusion hyperalgesia in the rats tail. Pain 50, 323–329

Gesetz zum Europäischen Übereinkommen vom 18. März 1986 zum Schutz der für Versuche und andere wissenschaftliche Zwecke verwendeten Wirbeltiere, Artikel 11

Greene CE (1985): Effects of aspirin and propranolol on feline platelet aggregation. Am J Vet Res 46(9), 1820–3

Grosse M, Kohn B, Nürnberger M, Ungemach FR, Brunnberg L (1999): Klinische Wirksamkeit und Verträglichkeit von Meloxicam nach der Operation des Kreuzbandes beim Hund. Kleintierprax 2, 93–105

Guedel AE (1951): Inhalation anesthesia. Macmillan, New York

Hall LW, Clarke KW (1991): Veterinary anaesthesia. Bailliere Tindall, London

Hardie EM (2000): Recognition of pain behaviour in animals. In: Hellebrekers LJ (ed.): Animal pain. Van der Wees, Utrecht, 51–69

Haskins SC (1992a): Postoperative analgesia. In: Haskins SC, Klide AM (eds.): Opinions in small animals anesthesia. W.B. Saunders Company, Philadelphia, 353–356

Haskins SC (1992b): The case against the routine use of analgesics. In: Haskins SC, Klide AM (eds.): Opinions in small animals anesthesia. W.B. Saunders Company, Philadelphia, 359

Heavner JE (1999): Local anesthetic and – analgesic techniques. In: Thurmon JC, Tranquilli WJ, Benson GJ (eds.): Essentials of small animal anesthesia and analgesia. Lippincott Williams & Wilkins, Philadelphia, Baltimore, 192–224

Hebel A, Rathelbeck H-G, Pfeiffer C (1978): Schwere Vergiftung eines Hundes mit Optalidon-Spezial. Tierärztl Prax 6, 377–385

Hellebrekers LJ (2000): Practical analgesic treatment in canine patients. In: Hellebrekers LJ (ed.): Animal pain. Van der Wees, Utrecht, 117–129

Henke J, Deinert M, Fischer A, Matburger C, Pragst I, Kraft W, Erhardt W (1998): Die chirurgische Behandlung des idiopathischen Perikardergusses beim Hund. DVG-Tagungsband Fachgruppe Kleintierkrankheiten, Stuttgart, 428–430

Henke J, Brill T, Schäfer B, Korbel R, Erhardt W (1999): Modernes Schmerzmanagement beim Versuchstier. Der Tierschutzbeauftragte 14–20

Herperger LJ (1998): Postoperative urinary retention in a dog following morphine with bupivacaine epidural analgesia. Canad Vet J 39, 650–652

Hess WR (1924/1925): Über die Wechselbeziehungen zwischen psychischen und vegetativen Funktionen. Schweiz Arch Neurol Psychiatr 15/16: 1–60

Jage J (1989): Analgesie mit Methadon. Schmerz 3, 155–165

Jenkins WL (1997): Pharmacologic aspects of analgesic drugs in animals: An overview. JAVMA 91: 1231–1240

Keates HL, Cramond T, Smith MT (1999): Intraarticular and periaarticular opioid binding in inflamed tissue in experimental canine arthritis. Anesth Analg 89, 409–15

Keeri-Szanto M (1983): Demand analgesia. Br J Anaesth 55: 919–920

Kohn DF, Wixson SK, White WJ, Benson GJ (1997): Anesthesia and analgesia in laboratory animals. Academic Press, San Diego

Korbel R, Kösters J, Benedikt B. (1998): Schmerz und Analgesie beim Vogel – Eine Übersicht. Tagungsber. der 11. Jahrestagung DVG Fachgruppe Vogelkrankheiten, 203–208

Kraft W, Dürr UM (1996): Katzenkrankheiten-Klinik und Therapie, Verlag M+H Shaper, Alfeld, Hannover, 82–83

Krahl K (2001): Untersuchungen zum Einfluss der Analgetika Meloxicam, Tolfenaminsäure, Ketoprofen und Buprenorphin auf die Wundheilung am Modelltier Ratte unter besonderer Berücksichtigung zytologischer und histologischer Parameter. Diss med vet, München

Larsen, R (1999): Anästhesie. 6. Aufl. Urban & Schwarzenberg München, Wien, Baltimore S. 761-796

LASA (1990): The assessment and control of the severity of scientific procedures on laboratory animals. Lab Anim 24: 97-130

Lascelles BDX, Cripps P, Mirchandani S, Waterman AE (1995): Carprofen as an analgesic for postoperative pain in cats: Dose titration and assessment of efficiacy in comparison to pethidine hydrochloride. J Small Anim Pract 36: 535-541

Lascelles BD (2000): Clinical pharmacology of analgesic agents. In: Hellebrekers LJ (ed.): Animal pain. Van der Wees, Utrecht (NL), 85-116

Liles JH, Flecknell PA (1992): The use of non-steroidal anti-inflammatory drugs for the relief of pain in laboratory rodents and rabbits. Lab Anim 26, 241-255

Maier C (1997): Medikamentöse Schmerztherapie. In: Diener HC, Maier C (Hrsg.): Das Schmerztherapie-Buch. Urban und Schwarzenberg, Baltimore, 307-352

Mathews KA (2000): Management of pain in cats. In: Hellebrekers LJ (ed.): Animal pain . Van der Wees, Utrecht (NL), 131-144

McCormack K (1994): The spinal actions of nonsteroidal anti-inflammatory drugs and the dissociation between their anti-inflammatory and analgesic effects. Drugs 47, 28-45

Meert TF (1996): Pharmacotherapy of opioids: present and future developments. Pharm World Sci 18: 1-15

Mersky H (1983): Classification of chronic pain. Pain 3: 1

Morton DB, Griffiths PHM (1985): Guidelines on the recognition of pain, distress and discomfort in experimental animals and hypothesis for assessment. Vet Rec 116, 431-436

Nolan AM (2000): Pharmacology of analgesic drugs. In: Flecknell PA, Waterman-Pearson A (eds.): Pain management in animals. WB Saunders, London, 21-52

Otto K (1998): Analgesie der Versuchstiere. Der Tierschutzbeauftragte 2: 148-151

Paddleford RR (1999): Analgesia and pain management. In: Paddleford RR (ed.): Manual of small animal anesthesia. 2. Auflage, W.B. Saunders, Philadelphia, London, 1999, 227-246

Pascoe PJ (1992): The case of the routine use of analgesics. In: Haskins SC, Klide AM (eds.): Opinions in small animals anesthesia. WB Saunders, Philadelphia, 357-358

Pick C, Cheng J, Paul D, Pasternack GW (1991): Genetic influences in opioid analgesic sensitivity in mice. Brain Res 566: 295-298

Piersma FE, Daemen MARC, Bogaard AEJM, Buurman WA (1999): Interference of pain control employing opioids in vivo immunological experiments. Lab Anim 33; 328-333

Pitschi A (2001): Untersuchungen zum Einfluss der Analgetika Meloxicam, Tolfenaminsäure, Ketoprofen und Buprenorphin auf die Wundheilung bei der Ratte. Diss med vet, München

Reid J, Nolan AM (1991): A comparison of the postoperative analgesic and sedative effects of flunixin and papaveretum in the dog. J Small Anim Pract 32: 603-608

Sager M (1996): Empfehlungen zur Schmerzbehandlung beim Versuchstier. TVT-Empfehlung

Schwarz K (1996): Analgesie nach operativen Eingriffen bei Versuchstieren. Der Tierschutzbeauftragte 2: 112

Skarda RT (1993a): Lokalanästhesie: Anästhetika und Techniken. In: Muir WW, Hubbell JAE, Skarda RT (eds.): Veterinäranästhesie. Schattauer Stuttgart, New York, 21–25

Skarda RT (1993b): Lokalanästhesie bei Hund und Katze. In: Muir WW, Hubbell JAE, Skarda RT (eds.): Veterinäranästhesie. Schattauer, Stuttgart, New York, 52–59

Skarda RT (1996): Local and regional anesthetic and analgesic techniques. In Thurmon JC, Tranquilli WJ, Benson GJ (eds.): Lumb & Jones' veterinary anesthesia. 3. Auflage Williams & Wilkins, Baltimore, Philadelphia, 426–447

Slingsby LS (1999): Studies on perioperative analgesia in the dog, cat and rat. PhD thesis. University of Bristol, Bristol, pp 147–182

Spanos HG (1993): Aspirine failes to inhibit platelet aggregation in sheep. Thromb Res 72, 175–182

Striebel HW (1999): Therapie chronischer Schmerzen. 3. Auflage Schattauer, Stuttgart, New York

Thurmon JC, Tranquilli WJ, Benson GJ (1999): Perioperative pain and its management. In: Thurmon JC, Tranquilli WJ, Benson GJ (eds.): Essentials of small animal anesthesia and analgesia. Lippincott Williams & Wilkins, Philadelphia, Baltimore, 28–60

Tierschutzgesetz, Erster Abschnitt Grundsatz § 1 (25.5.1998) Deutsche Tierschutzgesetze S. 1 Verlag R. S. Schulz

Trim CM (1992): Anästhetische Nachsorge und Komplikationen in der postanästhetischen Phase. In: Paddleford RR, Erhardt W (Hrsg.): Anästhesie bei Kleintieren. Schattauer Stuttgart, New York, 241–277

van Hooff JARAM, Baumans V, Brain PR (1995): Erkennen von Schmerzen und Leiden. In: van Zutphen LFM, Baumans V, Beynen AC (Hrsg.): Grundlagen der Versuchstierkunde. Gustav Fischer, Stuttgart, 229–237

Westhues M, Fritsch R (1960): Die Narkose der Tiere. Band 1: Lokalanästhesie. Paul Parey Berlin, Hamburg, S. 130–148

World Health Organization (1986): Cancer Pain Relief. World Health Organization, Genf

Woolf CJ, Chong M (1993): Preemtive analgesia-treating postoperative pain by preventing the establishment of central sensitization. Anesth Analg 77, 362–379

# Sachregister

Acepromazin 40, 77, 79, 108, 110ff
Acetylcystein 51
Acetylsalizylsäure 49, 50
–, Blutgerinnung 71
–, Nebenwirkung 71
ACTH 13, 15
Adrenalin 76
A-β-Fasern 12, 15f
A-γ-Fasern 15, 16, 17
A-Fasern 62
$α_2$-Adrenozeptor-Agonist 20, 36, 77, 79
–, epidurale Applikation 96, 97
$α_2$-Agonisten 96f
–, Daueranalgesie 76, 93
–, Dosierung 92
–, Opioide 95ff
Aggressivität 10
Agranulozytose 51
Aktivität, intrinsische 35
Akupunktur 15
Alfaxolon-Alphadolon 81
Alfentanyl 36, 81
Algesie 11
algogen 11
Allodynie 11, 20
Ameziniumsulfat 76
Amputationsschmerz 18
Analgesie 11
–, akutes Trauma 103
–, Arthritis 113
–, Augen 110
–, balancierte 27, 60
–, Frakturversorgung 103
–, Gelenke 112
–, Harnblase 107
–, Ileus 106f
–, Kaiserschnitt 108
–, Kolik 46
–, Kopfbereich 109
–, männliche Kastration 108
–, multimodale 26, 60, 114
–, Mundhöhle 110
–, nach Bedarf 98f
–, Orthopädie 111f
–, Panaritium 113
–, Panostitis 113
–, patientengesteuerte 26
–, Perineum 108
–, postoperative 100
–, präemptive 12, 21, 90, 101, 108, 111
–, Schädel-Hirn-Trauma 109
–, Thorakotomie 104
–, Torsio ventriculi 106
–, Tumorschmerzen 114
–, Verbrennung 103
–, Vesikotomie 107
–, weibliche Kastration 108
–, Wirbelsäule 112
–, Zwerchfellhernie 105
Analgesiestadium 77, 78, 79
Analgetikum, Applikationsarten bevorzugte 82
–, Applikationsintervall 98
–, Dosierung, Chinchilla 120
–, –, Hamster 120
–, –, Hund 117f
–, –, Kaninchen 119
–, –, Katze 119
–, –, Maus 120
–, –, Meerschweinchen 120
–, –, Ratte 120
–, –, Vogel 120
–, –, Wiederkäuer und Schwein 121
–, Klassen 33
Analogieschluss 11
Anilin-Derivat 51
Angst 2
Antacidum 70, 71
Anthropomorphismus 19
Antidepressivum 15
Antipyretikum 33, 49–51
Arachidonsäure 13
ARAS = Aufsteigendes retikuläres aktivierendes System 14
Asphyxiestadium 81
ASS s. Acetylsalizylsäure
Automutilation 28f
Azaperon 77, 79

Barbiturat 75
Benzodiazepin 65, 75, 77, 79
β-Endorphin 3, 9, 15, 26, 34, 107
BIER-Block 97
Blutgerinnung 71
Bradykinin 13, 18

Brillenaugen, Ratte 24, 28
Bupivacain 65f, 89, 90ff
Buprenorphin 36, 38, 45, 47, 72f, 83, 95, 102, 108, 110ff
Butorphanol 35f, 38, 46f, 72, 82, 95

Carboxylsäure 49
Carprofen 49, 53f, 59, 68, 83, 112
Ceiling-Effekt 36, 45, 73
C-Fasern 15ff, 62
Chinchilla, Dosierung Analgetikum 120
Cimetidin 69
Cortisol 9, 26
COX = Cyclooxygenase
COX1 53, 68
COX2 53, 68
Cyclooxygenase 13, 52, 53, 68
Cycloxygenase-Hemmer 52

Dauertropfinfusion (DTI) 99
Diazepam 75, 96
Diclofenac 49, 54
Diprenorphin 49
Dobutamin 76
Dopamin 76
Duodenal-Ulkus 68

Eingeweideschmerz 16
Enolsäure 49
Entzündungsmediator 13, 18, 52
Epiduralanalgesie 20, 41, 90–97
Epinephrin 76
Erbrechen, postoperatives 9
Essigsäure 49
Ethik
–, Rangordnung 3
–, Verpflichtung 5
Etidocain 66, 93
Etodolac 54, 55, 59
Etorphin 36
Exzitation 36
Exzitationsstadium 77

Fenamate 58
Fenaminsäure 49
Fenpipramid 40
Fentanyl 36, 38, 42, 47, 72, 79, 81, 95
Fentanyl-Pflaster 42, 43, 45ff, 47, 114
Flunixin-Meglumin 49, 55, 59, 83
Formatio reticularis 14
Fürsorge, perioperative 103

Handelsnamen 122ff
Hamster, Dosierung Analgetikum 120
Hemmung, deszendierende 15
Hemmung, segmentale 15
Histamin 13, 18
Histamin-2-(H2)-Rezeptor-Blocker 69
$H^+/K^+$-ATPase-Hemmstoff 70
Hund, Dosierung Analgetikum 117f
Hyperästhesie 11
Hyperalgesie 11, 18, 21, 80, 101
Hypersensibilisierung 21
Hypnosestadium 78, 80
Hypoalgesie 21
Hypoventilation 8, 75

Ibuprofen 49
Immunsuppression 9
Inappetenz 8, 28
Indomethacin 49
Infiltrationsanalgesie 86
Infusomat 99
Inhalationsanästhetikum 77, 80

Kaninchen, Dosierung Analgetikum 119
Katecholamine 7, 9, 25
Katze, Dosierung Analgetikum 119
Ketamin 80, 102
Ketoprofen 49, 55, 59, 111
Kinin 13
Konditionierung 2

LA = Lokalanästhetikum
Lahmheit 30
Lansoprazol 70
Lautäußerung 24
Leiden 11
Leitungsanalgesie 87f
–, Gesichtsnerven 87
–, Interkostalnerven 89f
–, Plexus brachialis 88
Leukotrien 13, 18
Levomethadon 38ff, 72, 79, 81
Lidocain 66, 85f, 90, 92f, 96f
L-Methadon 47
Lokalanalgesie 60ff
–, chemische Wirkungsweise 63
–, Kornea 86
–, Larynx 85
–, physikalische Wirkungsweise 61

-, Schleimhaut 85
Lokalanalgetikum s. Lokalanästhetikum
Lokalanästhetikum 20, 33, 60ff
-, Nebenwirkung 74ff
-, Organwirkungen 65
-, Pharmakologie 63, 76
-, physikalische Eigenschaften 94
-, Sperrkörper 64, 66, 86, 92
-, Spray 85
-, Toxizität 65
-, Wirkdauer 64
-, Wirkstärke
-, Wirkungsbeginn 64

Magen-Ulkus 68
Maus, Dosierung Analgetikum 120
Meclofenaminsäure 49, 56, 59
Medetomidin 79
Meerschweinchen, Dosierung Analgetikum 120
Meloxicam 48, 50, 53, 56, 59, 68, 83, 112
Mepivacain 66, 86, 93
Metamizol 20f, 50f, 68, 71, 82, 102, 105ff, 111ff
-, DTI 99
-, Nebenwirkung 73
Methadon 36, 95
Midazolam 75
Misoprostol 70
Modulation 20, 15
Morphin 36, 38, 40f, 47, 95
-, epidurale Applikation 41

Nalbuphin 46, 47
Naloxon 34ff, 48f, 72, 76, 96
Nervenblockade 87ff
Nervenfasern, schmerzrelevante 17, 62
Nervenleitung, blockierte 62
Neuroleptanalgesie 38, 40, 45, 77, 79, 80, 102, 108, 110f, 113
Neuroleptikum 79
Neuroplastizität 11
Nicht-Opiatanalgetikum 49
Nicht steroidales Antiphlogistikum s. NSAID
Nifluminsäure 56, 59
NLA = Neuroleptanalgesie
Nozizeption 12, 19
Nozizeptor 12f, 19f

NSAID 20, 33, 52, 56ff, 102, 106 ff, 113f
-, Langzeitbehandlung 71
-, Nebenwirkung 68
-, Nierenfunktion 71
-, Ulkusprophylaxe 68, 69
Nutztiere, landwirtschaftliche 3

Oberflächenanalgesie 85
Oberflächenschmerz 16
Obstipation 39, 67
Omeprazol 70
Opiat s. Opioid
Opiatanalgetikum s. Opioid
Opioid-Agonist 39-44
Opioid-Agonist-Antagonist 36, 45-48
Opioid 21, 33ff, 40f, 43, 45, 48f, 71, 102, 111, 114
-, Antagonist 36, 48f, 72
-, -, partieller 36
-, antitussive Wirkung 46
-, Dosiswirkungskurve 38
-, epidurale Applikation 76, 97, 94f
-, Nebenwirkung 67
-, Organwirkung 36, 37
-, schwächer wirkendes 38, 43
-, stark wirkendes 38
-, Überdosierung 72
Opioidrezeptor 34
-, Selektivität 36
-, Typ 34, 35
Oxicam 49
Oxybuprocain 66, 86
Oxymorphon 95

Pantoprazol 70
PAP = Para-Amino-Phenol-Derivat 51
Paracetamol 51
Pentazocin 46f
Perfusor 82, 99
Perzeption 20
Pethidin 36, 38, 44, 47, 68, 72, 81
$PGE_2$ 13, 70
Phenacetin 51
Phenylbutazon 49, 57, 59
Phospholipase A 13
Piritramid 38f, 47, 72, 81
-, DTI 99
Piroxicam 50, 57, 59
Plexus brachialis, Leitungsanalgesie 88

Polamivet 40
Prilocain 93
Procain 66, 86
Prooxymetacain 66, 86
Proparacain 85
Propionsäure 49
Propofol 65, 74, 79
Prostaglandin 14, 18
Pyrazol 49
Pyrazolon 49

Ranitidin 68, 69
Ratte, Dosierung Analgetikum 120
Rebound-Effekt 48
Regionalanalgesie, intravenöse 97
Remifentanil 81
Ropivacain 66, 93

Salicylsäure 49
Salivation 9, 51, 74
Scheitel-Steiß-Länge 92
Schmerz 12
–, affektiver 1, 14
–, als Stressor 1f
–, Beurteilungskriterien 23
–, Chronifizierung 10ff
–, Definition 1
–, emotionaler 1, 14
–, geringer 30
–, mäßiger 30
–, neuropathischer 18, 114
–, pathologischer 18
–, perioperativer 102
–, physiologischer 17
–, sensorischer nozizeptiver 1
–, somatischer 16, 18
–, starker 30
–, Verhaltensänderung 10, 12, 24ff
–, viszeraler 16, 18
Schmerzart 15, 18, 115
Schmerzauswirkung, Atmung 8
–, Endokrinium 9
–, Gastrointestinaltrakt 8
–, Immunsystem 9
–, Kreislauf 7
–, Muskulatur 10
–, Nervensystem 10
Schmerzbekämpfung, chronische Schmerzen 113
–, Dauer, postoperativ 5
–, Formen der 101
–, Indikationen 101
–, medikamentöse, Einteilung 32

–, nicht-pharmakologische Maßnahmen 6, 32
–, Ziel 5
Schmerzempfindlichkeit, Gewebe 4
–, Einschätzung 100
–, OP-Regionen 5
–, Organe 3
Schmerzempfindung, verschiedene Tierarten 3
Schmerzentstehung 13
Schmerzerkennung, verschiedene Tierarten 22ff
Schmerzgedächtnis 9ff, 101
Schmerzklassifizierung 30
Schmerzkontrolle 32ff
Schmerzleitung 14
Schmerzlokalisation 16
Schmerzparameter 9, 23
Schmerzqualität 16
Schmerzreaktion, Jungtiere 2
Schmerzreiz 12
Schmerzrezeptor s. Nozizeptor
Schmerzschwelle 12
Schmerz-Score 23, 30f, 99
Schmerzsymptom 24
–, Affe 24
–, Amphibien 29
–, Fisch 29
–, Hund 24, 27
–, Kaninchen 28
–, Katze 28
–, Nager 24, 28
–, Pferd 28
–, Ratte 23, 24, 25
–, Reptilien 29
–, Schaf 24
–, Schwein 24, 28
–, speziesunabhängig 26
–, Wiederkäuer 28
–, Vogel 22, 28, 29
Schmerztoleranz 12
Schmerztoleranzschwelle 12
Schmerztypen 16, 18, 115
Schmerzverarbeitung 13, 15f
Schock, neurogener 8, 10
Sedativum 2
Selbstverstümmelung 10
Sensibilisierung, periphere 18, 20
–, zentrale 12, 18, 20, 80
Serotonin 13
Sofortschmerz 17
Sozialverhalten 24
Sperrkörper 93

Spritzenpumpe 82
Stadium der chirurgischen Toleranz 78, 81, 90
– Hypnose 78, 80
Stress 2
Substantia gelatinosa 13
Substanz, endogene algogene 19
Sucralfat 68ff
Sufentanil 95
System, limbisches 15

Temperament 24
TENS 15
Tepoxalin 57, 58f
Testdosis 100
Tetracain 66, 85
Thalamus 14
Thiobarbiturat 65, 80
Thrombozytenaggregationshemmung 50
Tiefenschmerz 16
Tierschutzgesetz 3, 7, 101
TNF-α 10
Toleranzstadium 81

Tolfenaminsäure 49, 53f, 58f
Tractus spinothalamicus 14
Tramadol-HCl 43f, 47, 82
–, DTI 99
Transduktion 19f
Transmission 19, 20
Transmitter 13
Tumorschmerz 114
Tuohy-Nadel 93

Vedaprofen 58f, 68
Vogel, Dosierung Analgetikum 120

Weichteilschmerz 114
Wiederkäuer und Schwein, Dosierung, Analgetikum 121
Wind-Up-Phänomen 18
Wundheilung 10, 53, 112

Xylazin 79

Zweitschmerz 17